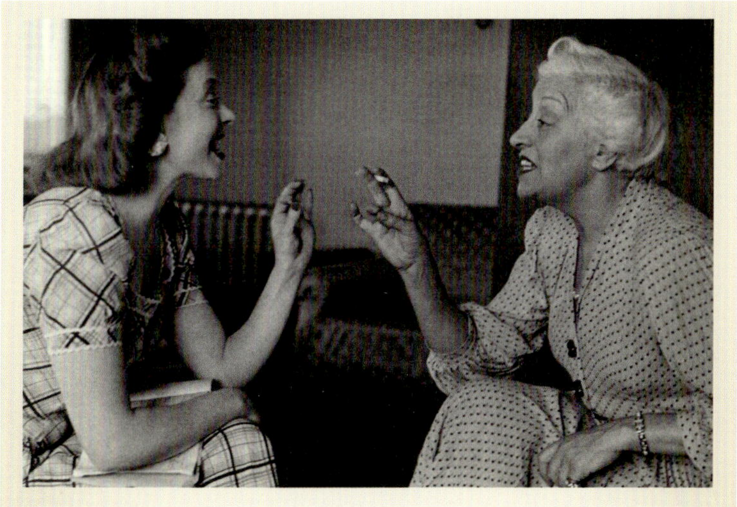

Für Helene

1. Auflage 2016

ISBN 978-3-945543-14-6

Lektorat: Sabine Durdel-Hoffmann
Gestaltung & Satz: Julia Arzberger, Bettina Hoche
Lithografie: Jan Russok
Herstellung: Peter Karg-Cordes
Druck & Bindung: Neografia, Martin

Besuchen Sie uns im Internet unter www.esverlag.de

ANNETTE KERCKHOFF

VON FRAU ZU FRAU

Was wir weitergeben, was wir teilen

ELISABETH SANDMANN

FRAUENWISSEN · FRAUENWEISHEIT

INHALT

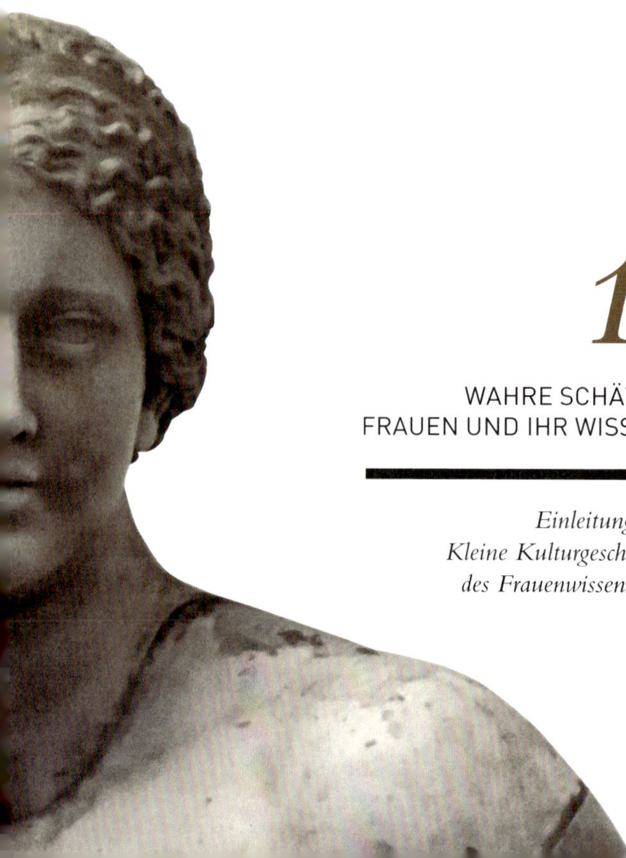

1.

WAHRE SCHÄTZE
FRAUEN UND IHR WISSEN

2.

WAS WIR WEITERGEBEN
WAS WIR TEILEN

3.

FÜR ANDERE DA SEIN
FRAUEN UNTER SICH

4.

ANHANG

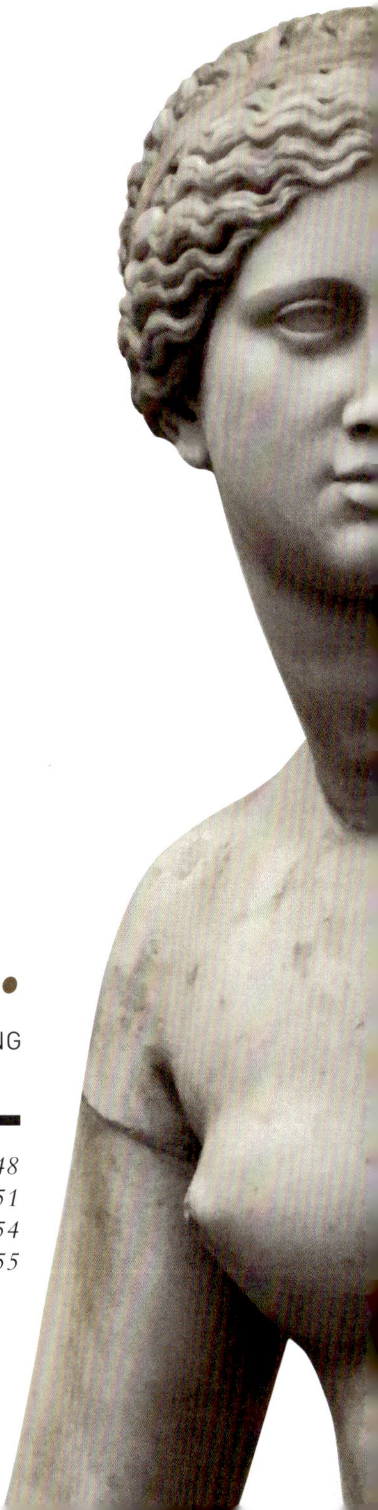

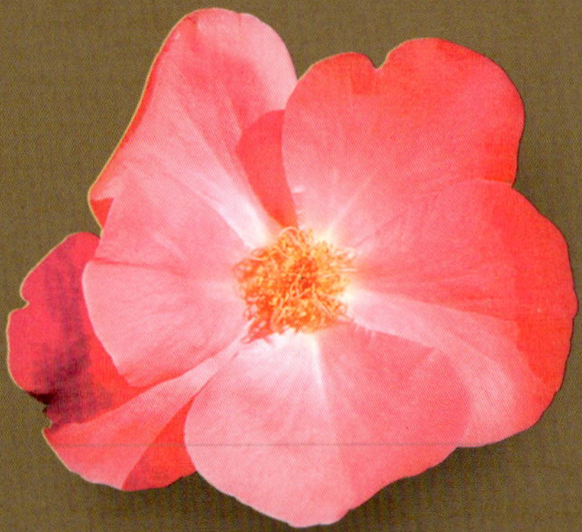

I.

WAHRE SCHÄTZE

Frauen und ihr Wissen

EINLEITUNG

KLEINE KULTURGESCHICHTE DES FRAUENWISSENS

DAS ALLTAGSWISSEN VON FRAUEN IST EIN WAHRER SCHATZ

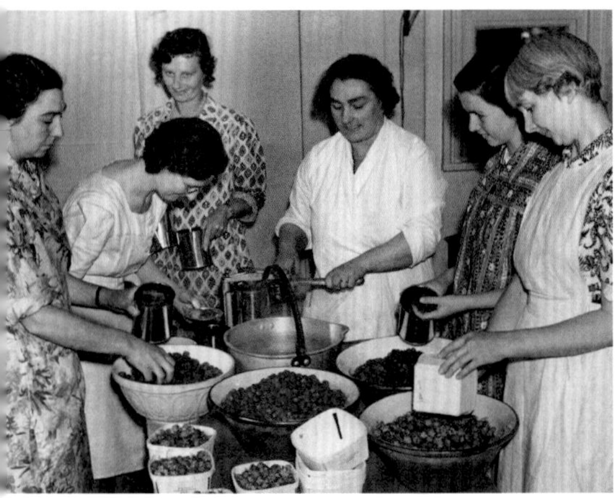

Dieser Schatz offenbart sich nicht leicht, denn er ist weder grandios noch spektakulär – neben ganz offensichtlichen Errungenschaften der Emanzipation bleibt er gern unbemerkt. Und doch ist es genau dieses Wissen, das Frauen eine Position in Leben und Alltag schafft. Gerade deswegen gilt es, diese Erfahrungen wieder mehr ins Bewusstsein zu heben und bei genauerer Betrachtung festzustellen, wie prall gefüllt und bunt diese Schatztruhe ist.

Was genau ist nun dieser Schatz? Frauenwissen könnte man ihn nennen, vielleicht auch Frauenweisheit oder die Essenz weiblicher Lebenserfahrung und -klugheit. Es ist weibliches Wissen um Gesundheit, Küche und Haushalt, aber vor allem auch um Selbstfürsorge, Genuss, Wohlfühlen, Schönheit und das ein oder andere Geheimnis, das Frauen miteinander teilen. Das Wissen um letztere nicht minder essentiell wichtige Dinge trägt dazu bei, dass Frauen gut durchs Leben und ihren Alltag und selbst nicht zu kurz kommen.

Das traditionelle Alltagswissen von Frauen wurde in aller der Regel im Gespräch von einer Frauengeneration zur nächsten oder auch unter Gleichaltrigen im Alltag weitergegeben. In manch einer Familie mag es auch noch eine Zettelsammlung oder ein Haushaltsbuch der Großmutter geben, in dem sie ihre Lieblingsrezepte für die nachfolgenden Generationen niedergeschrieben hat. Anfang des 20. Jahrhunderts wurde eine Reihe von Ratgebern, die sich ausschließlich an Frauen richteten und von Frauen geschrieben wurden, veröffentlicht. Die Autorinnen waren Ärztinnen, Lehrerinnen oder einfach engagierte Hausfrauen und Mütter, die ihr Wissen weitergeben und andere Frauen aufklären wollten.

Wesentliche Quellen für dieses Buch sind zahlreiche Interviews mit Frauen über ihr Alltagswissen sowie eine umfangreiche Recherche der historischen Ratgeberliteratur von und für Frauen.

Nicht alles, was mündlich überliefert oder in der Vergangenheit aufgeschrieben wurde, ist allein deshalb heute noch sinnvoll, praktisch oder relevant. Aus der Fülle an Empfehlungen wurden, nach Prüfung der Datenlage, vor allem diejenigen Verhaltenstipps und Rezepte ausgewählt, die nach heutigem Wissensstand echte Ressourcen für mehr Energie und Kraft, mehr innere Ruhe und Wohlbefinden darstellen, für mehr Nähe und Verbundenheit. Denn das ist das Schöne: mehr und mehr erkennt auch die Wissenschaft mittlerweile den Wert einer liebevollen Geste, einer dampfenden Tasse Tee, einer warmen Suppe oder auch eines duftenden Badesalzes.

Das Anliegen dieses Buches ist damit vor allem die Brücke zwischen altem Frauenwissen und moderner Forschung, sind verlässliche Informationen, Hinweise zu den Wirkmechanismen und genaue Anwendungshinweise, die sich mit der Fachliteratur decken.

Im Schatzkästlein des Frauenwissens finden sich Kochrezepte, einfache Schönheitstipps, praktische Rezepte zur Gesundheitsförderung oder im Krankheitsfall, Alltagstipps und Verhaltensratschläge. Das andere sind die nicht greifbaren Dinge, die weitervermittelt werden und fast noch wichtiger sind: in extremen Lebenssituationen dazubleiben, wenn Andere gehen. Wie beispielsweise die freundliche Erinnerung von Olga, der Frau eines Freundes, sich selbst nach mütterlichem Rat trotz eines turbulenten Familienalltags nicht zu vernachlässigen: „There always must be enough time to shave your legs." Oder die Antwort meiner Mutter auf meine Frage als junge Frau nach dem Geheimnis einer guten Ehe: „Immer wieder neu aufeinander zugehen."

Ich sehe meine Großmutter vor mir, wie sie jede Mahlzeit auf einem weißen Tischtuch servierte, mit dem geputzten Familiensilber, selbst in Notzeiten und wenn es nur Graupensuppe gab. Und ich denke an den Leitspruch einer mütterlichen Freundin: „Ich gehe mit." Viele Frauen „gehen mit", auch wenn es einmal hart auf hart kommt. In ihren kleinen Gesten geht es um mehr als starken Kaffee zu kochen oder glatt gestrichenes Tischtuch. Es geht um Achtsamkeit, Dranbleiben und Durchbringen und nicht zuletzt um Würde, Selbstbehauptung, Autonomie, Leben und Überleben, den Alltag bewältigen sowie um gegenseitiges Verständnis und eine Prise Humor im Miteinander.

Genau deshalb ist es lohnenswert, sich das Wissen unserer Mütter, Großmütter und Freundinnen an- und abzuschauen, denn es ist zeitlos, vieles ist heute aktueller denn je. In jedem Fall ist es wert, bewahrt, geprüft und weitergegeben zu werden – an unsere Freundinnen und unsere Töchter, nicht zuletzt mit diesem Buch.

Die Domäne der Frauen

„Die Sorge für die Gesundheit im Haus liegt in erster Linie in den Händen der Frau. Denn die Gesundheit ist nicht eine Pflanze, die in einigen Wochen in die Höhe schießt, sondern ein Baum von langsamem Wachstum. Sie hängt von der Führung des täglichen Lebens durch Jahre hindurch ab, und diese wird nicht mehr oder weniger von der Frau für die ganze Familie bestimmt."

Hope Bridges Adams Lehmann, Ärztin und Frauenrechtlerin

Frauen trugen in der Gesellschaft schon immer eine große Verantwortung im Hinblick auf Familie und Haushaltsführung. Frauen blieben „daheim", hüteten die Kinder, sorgten dafür, dass das Feuer nicht ausging und hielten im weitesten Sinne Ordnung. Auch wenn in Literatur und Film gern überzeichnet wurde und wird – wohl jede Frau kennt es bis heute, tagtäglich gegen das Chaos anzu- arbeiten, wieder und wieder für Ordnung zu sorgen oder Essen zu kochen, das in kürzester Zeit einfach aufgegessen wird. Das ist das Geben im Kleinen. Frauen treffen Tag Entscheidungen und entwickeln Strategien, damit „der Laden" zu Hause und im Beruf läuft. Immer wieder sind dabei sogenannte „mütterliche" Tugenden gefragt, fürs Pflegen, Nähren, Aufziehen, für jede Art der Fürsorge und zum Wohlbefinden aller. Vor allem Frauen fühlen sich für die Gesundheit verantwortlich: für ihre eigene, für die Gesundheit der Kinder und häufig genug auch für die Gesundheit des Mannes. Das ist seit jeher eine der wichtigsten Domänen der Frauen, das ist ihre Kompetenz. Dazu gehören selbstverständlich Vorbeugung und allgemeine Gesundheitsförderung. Immer und überall auf der Welt haben sich Frauen dafür eingesetzt, zu Hause die Gesundheit der Familie zu fördern, sei es mit den Mahlzeiten oder mit einfachen Haus- oder Stärkungsmitteln. Darüber hinaus sind traditionell auch die Grenzgebiete des Lebens, die Geburtshilfe und der Beistand für Sterbende, Frauensache. Beinahe unnötig zu erwähnen, dass Frauen ganz nebenher Expertinnen in Sachen Schönheit sind und Sexualität ein Thema für sie ist. Das alles macht im Wesentlichen das Alltagswissen der Frauen aus.

MUTTER WAR ERFINDERISCH – ALLTAGSWISSEN FRÜHER

„Die Hausfrauen können getrost sein, auch die Hausarbeit ist eine sehr gute Leibesübung ... Vorerst soll man für geöffnete Fenster beim Aufräumen sorgen. Mit Hilfe eines ‚Moppes' kann alles Stauben vermieden werden, das gefürchtete ‚Bücken' ist außerordentlich gesund, erhält den Körper elastisch."
(Maria Schlenz, 1935)

Eines der wichtigsten Themen in Frauengesprächen ist – neben Neuigkeiten aus Familie, Freundeskreis und Nachbarschaft – das Alltagswissen. Das ist Wissen, welches man braucht, um den Alltag zu bewältigen, um sich zurechtzufinden in diesem Leben, um die Anforderungen zu meistern, die der Alltag in all seinen Facetten stellt. Ein ähnlicher, heute relevanter Begriff ist die Alltagskompetenz, die jemanden befähigt, „die alltäglichen Aufgaben innerhalb seiner Kultur selbstständig und unabhängig in einer eigenverantwortlichen Weise" zu erfüllen. Alltagswissen und Alltagskompetenz hängen von dem Alltag ab, den es zu bewältigen gilt und sind damit zwangsläufig von Generation zu Generation, aber auch von Rolle zu Rolle unterschiedlich.

Unsere Großmütter mussten sich mit vielen anderen Problemen, als wir sie heute haben, auseinandersetzen. Die Strapazen ihres Lebens hingen dabei zweifelsohne von der Gesellschaftsschicht ab, der sie angehörten. Dabei war die Rolle der Frau überwiegend die der Hausfrau, das wollte sie gut machen und ihre Fähigkeiten auch unter Beweis stellen – wenn sie nicht gerade zwischendurch die Trümmer eines Krieges aufräumte. Und die Hausarbeit war früher ohne technische Hilfsmittel sehr viel aufwendiger als heute. Die erste handbetriebene Spülmaschine wurde von der Amerikanerin Josephine Cochrane Ende 1886 entwickelt – Cochrane war, nebenbei bemerkt, die erste Frau überhaupt, die ein Patent anmeldete. In Deutschland brachte Miele 1929 eine erste elektrische Spülmaschine auf den Markt – genutzt wurde sie nicht wirklich, denn bis Mitte der 1960er-Jahre fanden es Frauen völlig normal, Geschirr mit der Hand zu spülen, erst in den 1970er-Jahren hielt die Geschirrspülmaschine Einzug in viele Haushalte. Die erste vollautomatische Waschmaschine kam in Amerika 1946 und in Deutschland im Jahr 1951 in den Handel. Ein anderes Küchengerät, das für uns nicht wegzudenken ist, hielt erst Mitte des 20. Jahrhunderts Einzug in die deschen Küchen: der elektrisch betriebene Kühlschrank. Davor gab es Kühlfächer, vielleicht sogar einen Eisschrank mit gefrorenem Eis. In jedem durchschnittlichen Haushalt aber musste man ohne Kühlung ständig damit rechnen, dass die Milch nach ein, zwei Stunden sauer wurde und auch frisches Fleisch nur einen Tag hielt. Bereits 1926 hatte die Wiener Architektin Margarete Schütte-Lihotzky (1897–2000) nach längeren Recherchen über die Wege und Handgriffe der durchschnittlichen Hausfrau die berühmte Frankfurter Küche abgemessen. Klein und fein war sie, alles hatte seinen Platz: Mehl und Zucker fanden sich in speziellen Schütten, es gab Depots für Zwischenmüll, einen ausklappbaren Tisch und sogar Platz für ein Bügelbrett, damit die emsige Hausfrau, während der „Braten in der Röhre garte", parallel noch bügeln konnte. Die Ausstattung dürfte in der Realität überwiegend anders ausgesehen haben.

Die Herausforderung für Generation unserer Großmütter bestand darin, mit den Ressourcen umzugehen, die sie in unmittelbarer Nähe vorfanden, und das ohne die technischen Errungenschaften, die es heute gibt. Räumlich, aber auch zeitlich war man also an die Natur gebunden, der Speiseplan richtete sich nach dem Erntekalender. Im Frühjahr freute man sich über Frisches wie Schnittlauch, Löwenzahn, Bärlauch und Holunderblüten. Im Sommer gab es die ganze Fülle von Beet und Baum, darunter die vielen verschiedenen Beeren, im Spätsommer und Herbst ging man in die Pilze oder kochte Kürbissuppe, nach dem ersten Frost kam der Grünkohl in den Topf, im Winter waren Kohl, Zwiebeln, rote und gelbe Rüben, Schwarzwurzeln und Sellerie auf den Teller. In Kochbüchern, zum Beispiel bereits im *Praktischen Kochbuch* von Henriette Davidis von 1893, findet sich ein monatlicher Ernte- und Küchenkalender mit Rezept- und Menüvorschlägen. Ein eingeschränktes Nahrungsangebot erfordert Phantasie – und so hatte vor allem die ländliche Küche früher eine Fülle an Gerichten auf dem Plan, die wir heute zum Teil gar nicht mehr kennen. Fielen uns gegenwärtig Kartoffelzubereitungen wie Pellkartoffeln, Bratkartoffeln, Kartoffelbrei, Backkartoffeln, Pommes frites, Kartoffelpuffer und Kartoffelgratin ein, hatte die Küche von früher noch einiges mehr zu bieten, wie im Kochbuch von Mary Hahn von 1920 nachzulesen ist: Kartoffelklöße, wahlweise grob oder fein, gekocht oder roh, mit Speck oder Marillen, Kartoffelspätzle, Kartoffelsuppe flämisch, mit Speck oder Tomaten, Bürgermeisterkartoffeln, Strohkartoffeln, Saure Kartoffeln, Kartoffeln in Petersiliensauce, Kartoffelbrot, Kartoffelkäse und vieles mehr. Gerade in Notzeiten war das Wissen um solche Rezepte von besonderer Bedeutung.

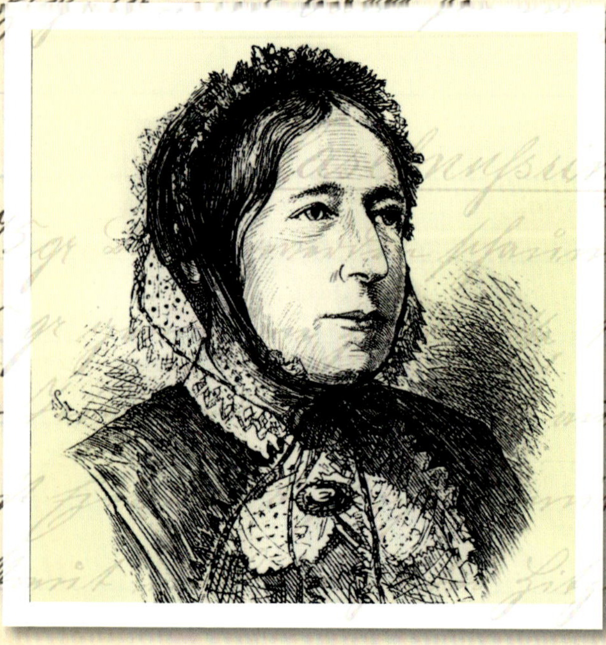

Schokoladenkuchen

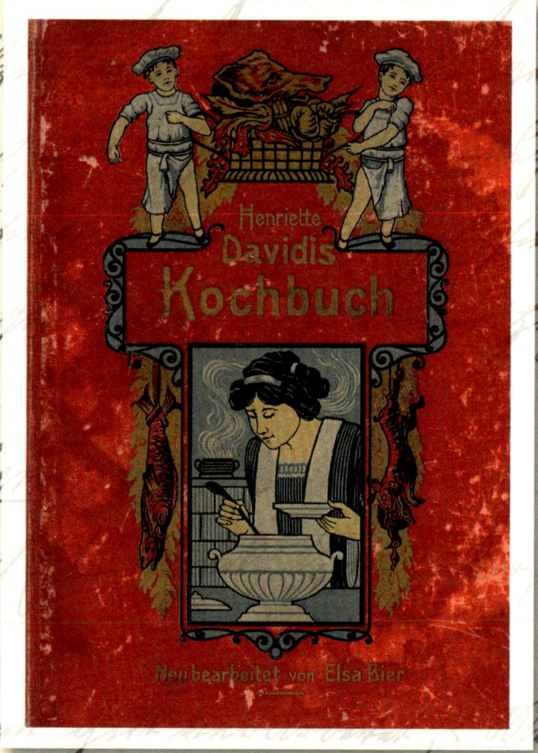

„Meine Mutter konnte buchstäblich aus Nichts etwas machen. Die hat uns Leberwurst gemacht aus Mehl und Majoran und Brotaufstrich aus Hefe und Basilikum. ... Wenn meine Mutter nicht so erfinderisch gewesen wäre, hätten wir die Jahre bestimmt nicht überstanden." (Aus einem Interview mit einer Trümmerfrau)

Eine weitere Kunst der Köchinnen: die Resteverwertung. Aus Fleischresten wurden Suppen gekocht, Aufläufe gemacht, Fleischknödel, Bratknödel, Bratenaufstrich, Knödelfülle, Sülze, Salat oder Pasteten zubereitet. Nichts durfte schlecht werden oder wurde einfach so weggeworfen. Viele Reste fanden Verwendung in Suppen. Suppenrezepte gab es in alten Kochbüchern zuhauf und manche davon sind zu Unrecht in Vergessenheit geraten: Frühlingskräutersuppe, „Gesundheitssuppe", pikanter Garteneintopf, Graupensuppe mit Backobst, Hafergrützsuppe mit Äpfeln, Heidelbeersuppe mit Grießklößchen, feine Milchsuppe, Milchsuppe mit Nudeln, Grüne-Wiese-Suppe, Schnippelsuppe, Zitronensuppe oder Zwiebacksuppe. Übrigens: „Liebig's Fleischextrakt" wurde bereits 1920 von Mary Hahn in ihrem *Illustrierten Kochbuch* für die einfache und feine Küche erwähnt, ein Fleischkonzentrat des Wissenschaftlers Justus von Liebig, das insbesondere für die arme und kranke Bevölkerung gedacht war. Wenn sie sich schon nicht eine Rinderkraftbrühe oder eine gute Hühnersuppe selber kochen konnte, dann lieferte wenigstens der Extrakt Energie.

Ein wichtiges Thema war die Vorratshaltung. Damit nichts verkam und es auch im Winter genug zu essen gab, war eine große Kunst des guten Hauswirtschaftens das Konservieren. Es wurde eingekocht, milchsauer eingelegt, Alkohol, Zucker, Honig und Salz dienten als Konservierungsmittel. Fleisch und Fisch wurden gepökelt und geräuchert, Gemüse in Öl eingelegt, Pilze und Apfelringe getrocknet, Kräuteressig, Birnenschnaps, Holunderlikör oder Rumtopf angesetzt, Kompott und Marmeladen eingekocht, Obst wurde kandiert oder zu Sirup verarbeitet. So füllte sich die Speisekammer für den Winter. Aus heutiger Sicht würde man die Ernährung und Küche dieser Zeit als „regional und saisonal" bezeichnen – genau die Ernährung, die heute in Kliniken für chronisch Erkrankte wieder zum Selberkochen und für ein gesundes Leben ohne Fertiggerichte

Das Praktische Kochbuch von Henriette Davidis erschien erstmals 1845 und enthielt eine umfangreiche Rezeptsammlung. Es entwickelte sich zum Standardwerk.

und Zusatzstoffe gelehrt wird, wenn auch vielleicht weniger mit weißem Mehl, Fett und Zucker als zu Großmutters Zeiten. Die Ressourcen zu Hause oder im Garten waren nicht nur für die Küche da, sondern auch für Heilzwecke. Vor allem auf dem Land waren der Arzt oder die nächste Apotheke weit entfernt und oft ganz einfach zu teuer. So griff man zu Vorhandenem. Ein ganz einfaches Beispiel ist der Apfel. Er war ein wichtiges Lebensmittel, er hielt gesund, wurde kleingerieben bei Durchfall eingesetzt, als Apfelsaft bei Verstopfung. Und bei Heiserkeit gab es einen Bratapfel mit Honig und Butter, weil der so schön die Kehle schmiert. Liest man alte Haushaltsbücher, so staunt man immer wieder, wie vielseitig manche Zutat verwendet werden kann: mit Essig beispielsweise wurde die Salatsauce zubereitet, in Essig wurden Gemüse oder Kräuter eingelegt. Fiebernde wurden mit Essigwasser eingerieben, Brennnesselessig für die Haarpflege verwendet und nicht zuletzt mit Essig geputzt. Auch Natron ist ein solcher Tausendsassa in der Küche: als Triebmittel im Gebäck, zur Vertreibung von Ameisen, zur Bindung schlechter Gerüche. Oder Kern- und Gallseife, zwei Waffen im Kampf gegen jegliche Flecken. Die Kernseife eignete sich für ein aufweichendes Hand- oder Fußbad, um einen Splitter auszutreiben. Spinat, Zwiebelschalen oder Rote Bete wurden zum Färben verwendet, beispielsweise für Ostereier. Wer sich besser auskannte, ging hinaus auf die Wiesen, pflückte Brennnessel, Spitzwegerich und Schafgarbe, um daraus Tee, Tinkturen oder Hustensirup zuzubereiten. Gegen Kopfschmerzen half ein selbstgemachter Melissenschnaps. Aus Spitzwegerich wurde ein Hustensaft zubereitet, der Holunder stellte mit Blüten und Beeren eine wahre Hausapotheke dar – die Blüten für den Erkältungsfall, die Beeren zur Stärkung. Holunderküchlein, Holundermus, Holunderwein, Holunderblütenlimonade oder -sekt sind nur einige der Beispiele, was sich zudem an Köstlichkeiten aus diesem eher unscheinbaren Strauch zaubern lässt.

Auch für die Schönheit bedienten sich die Frauen von damals in der häuslichen Speisekammer und brauchten keine Apotheke. Eine Gesichtspackung aus Eigelb und Haferflocken oder aus Ei und Honig war schnell gemacht, ebenso das Peeling aus Zucker und Öl. Ganz einfach herzustellen und doch wenig bekannt ist beispielsweise eine Gesichtscreme aus Milch und Öl, die wie eine Mayonnaise zubereitet wird. Für einen guten Duft in der Wäsche wurden Blüten getrocknet und in kleine Säckchen genäht. Dies alles sind nur wenige Beispiele aus einer Fülle an Wissen, mit dem ein komplexer Alltag gemeistert werden kann.

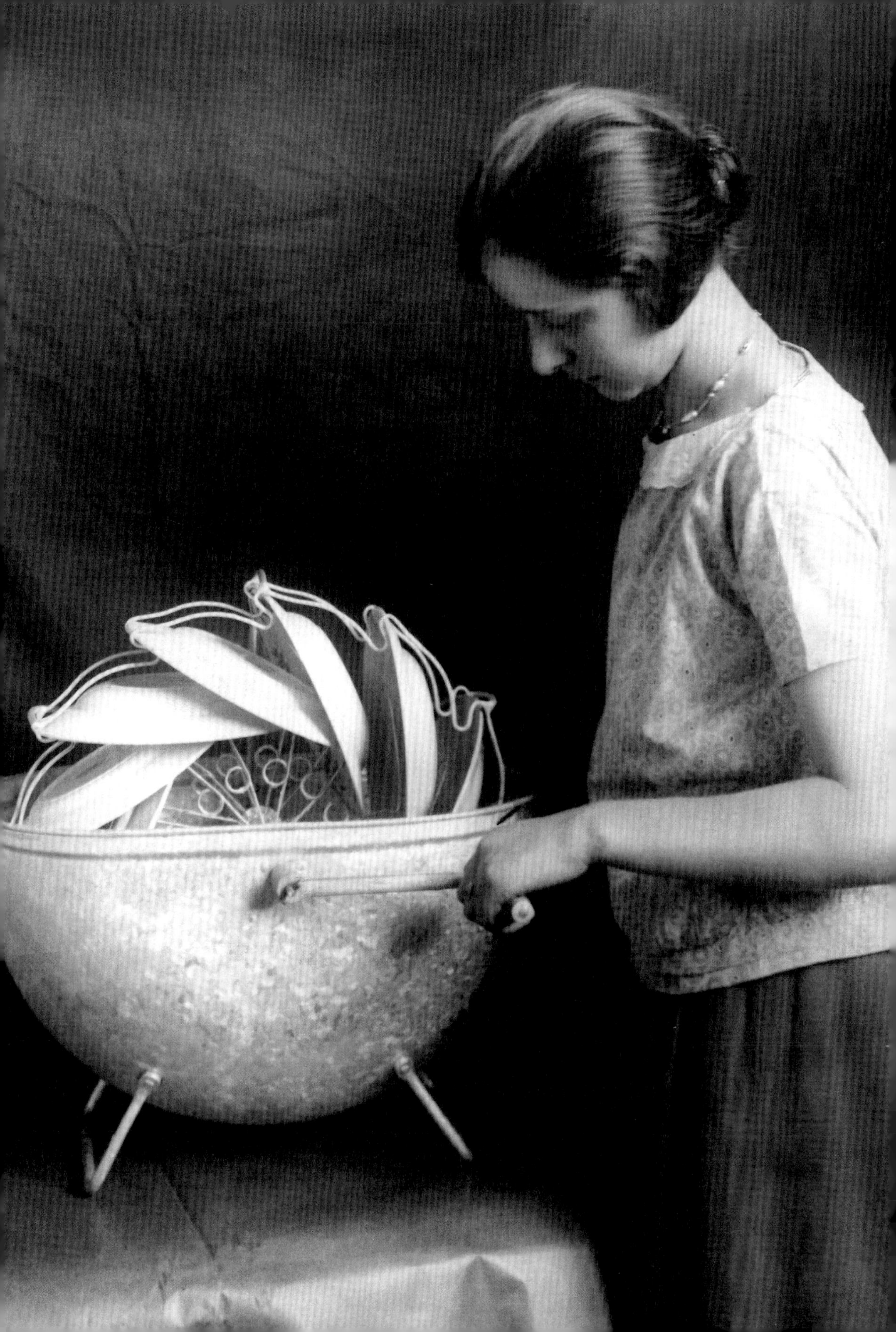

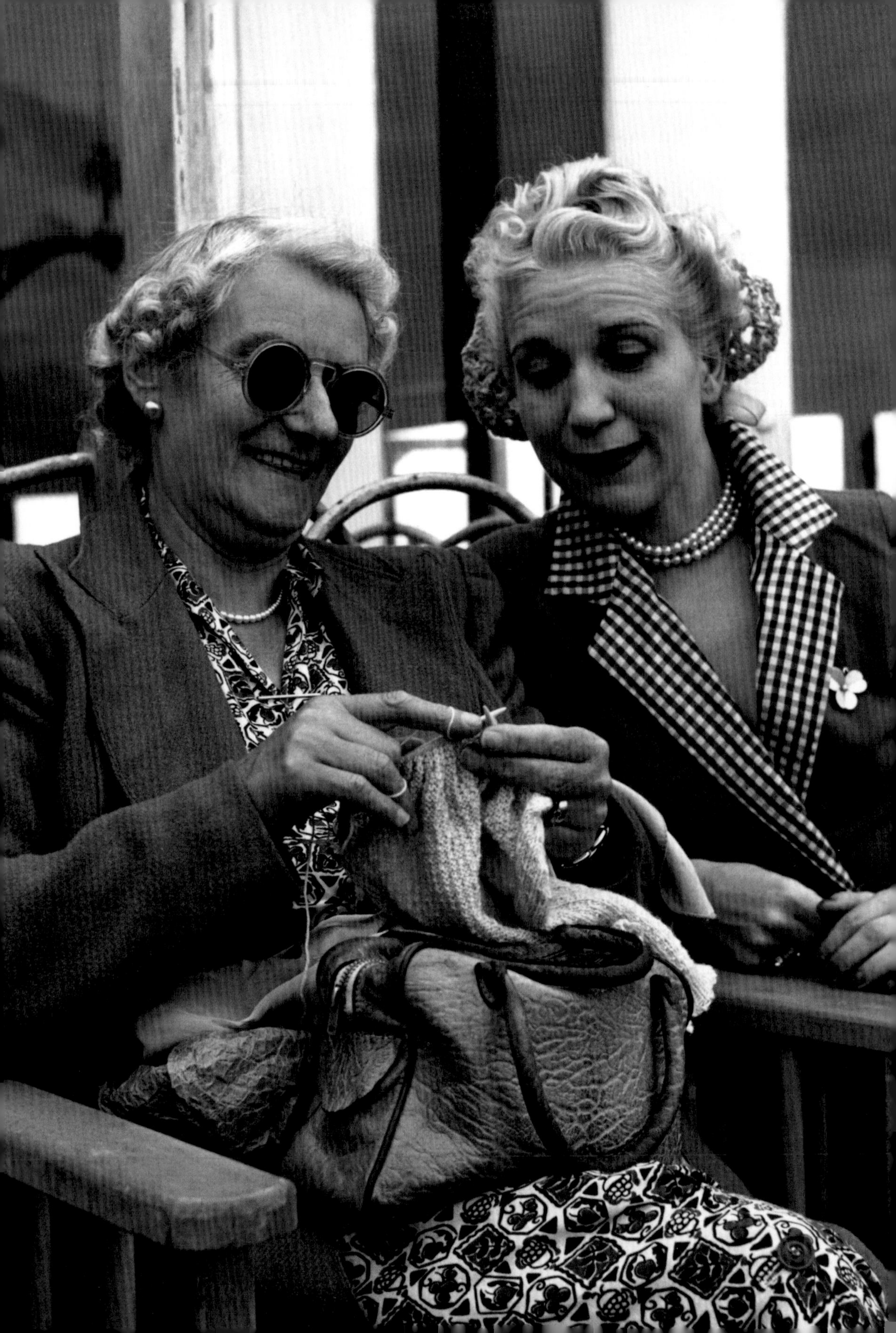

ALLES UNTER EINEM HUT – ALLTAGSWISSEN HEUTE

War es bei unseren Großmüttern und Müttern, sofern sie Hausfrauen waren, noch von entscheidender Bedeutung, eine große Weihnachtsdecke zu sticken, Aal in Aspik einzulegen oder zumindest ein Hemd perfekt zu bügeln, so müssen heute eher Job und Familie unter einen Hut gebracht werden. Es werden Prioritäten gesetzt und Aufgaben delegiert, es gibt pflegeleichte Materialien und schnell zuzubereitende Gerichte. Nicht selten lässt die mehrfach beanspruchte Hausfrau heute fünfe gerade sein.

Dennoch: Gerade wegen vielschichtiger Aufgabenbereiche und einer nie dagewesenen Komplexität des weiblichen Alltags ist der Bedarf an Alltagswissen aktuell höher denn je. Nicht ohne Grund erfährt man zum Beispiel auf der Website „Frag Mutti“ Nützliches für den Alltag von heute über Kochen und Backen, Getränke, Putzen, Waschen, Sparen, Gesundheit und Familie, Haus und Garten. Neben den Tipps auf der Plattform gibt es kleine Video-Clips, in denen gezeigt wird, wie man die Polstergarnitur mit einem Microfasertuch reinigt und was zu tun ist, wenn das Handy ins Wasser gefallen ist. Ratgeber boomen. Modernes Frauenwissen findet sich vor allem in Ratgebern von Frauen für Frauen. Sie führen vielfach in Bereiche ein, die zuvor den Männern vorbehalten waren: wie man eine Lampe anbringt, ein Schloss knackt, Starthilfe gibt, einen Reifen wechselt oder wie das neue Scheidungsrecht aussieht, wie man Bewerbungsgespräche führt, ein Auto stoppt, dessen Bremsen versagen. Neue Tipps, Tricks und Kniffe für den Alltag von heute mit seinen neuen Anforderungen! Allerdings drohen die „lebenswichtigen“ Erfahrungen unserer weiblichen Vorfahren, die klugen Antworten auf immerwährende, grundlegende Fragen, das alte Frauenwissen aus traditionell weiblichen Tätigkeitsbereichen mehr und mehr in den Hintergrund zu treten.

Gleichzeitig gilt: Überliefertes ist nicht aufgrund der Tradition automatisch gut, sinnvoll und richtig. Prüfung tut not – inhaltlich, aber auch dahingehend, ob wir Frauen von heute, unsere Töchter und Enkeltöchter von diesem Wissen tatsächlich noch profitieren. Die Spreu muss vom Weizen getrennt werden – was überbleibt, sind zeitlose Kostbarkeiten, die keinesfalls im Zuge der Emanzipation über Bord gehen dürfen. Denn sie repräsentieren viel von dem, was Frauen ausmacht: sich zu helfen zu wissen, alleine, gemeinsam und gegenseitig.

KARRIERE, KINDER, KIPPDÜBEL – FRAUENTHEMEN

Welche Gesprächsthemen bewegen Frauen heute? Haben sich die Themen mit den Jahren verändert? 2011 veröffentlichte das Institut für Demoskopie Allensbach eine Umfrage unter dem Titel *Typisch Mann, typisch Frau? Kommunikationsstile zwischen Klischee und Wirklichkeit* und bestätigte dabei, was wir schon vermutet haben: 65 % der Männer reden gerne über Sport, Autos, Technik und Politik. Für 75 % der Frauen stehen Neuigkeiten aus dem Freundeskreis an der Spitze der Gesprächsthemen, außerdem Gesundheit und Kinder. Ein weiteres eindrucksvolles Ergebnis der Umfrage war, wie eindeutig die Befragten beiderlei Geschlechts bestimmte Gesprächsverhalten einem Geschlecht zuordneten: Über Gefühle zu reden, wurde von 89 % der Befragten als frauentypisch beschrieben, nur von 1 % als eher bei Männern vertreten. Frauen sprechen, wenn sie untereinander sind, über das, was sie gerade persönlich beschäftigt. Frauen reden mit anderen Frauen über ihr Leben, über ihre Erfahrungen, ihre Gefühle. Sie fragen nach – was die beste Freundin für Erfahrungen mit dem neuen Friseur um die Ecke gemacht hat oder wie man wohl dafür sorgt, dass der alte Vater, der 300 km weit entfernt lebt, nicht nur Kaffee und Alkohol trinkt. Sie erzählen von ihren Sorgen und Nöten, etwa davon, dass die neue Mathelehrerin solch einen Druck macht. Sie reden über die neueste Errungenschaft in der Küche und über den Sand im Getriebe. Dass sie einen ganzen Abend gebraucht haben, um rauszukriegen, wie man eine kleine Grafik in eine Powerpoint-Präsentation integriert. Sie sprechen über Misserfolge, über fehlgeschlagene Diäten, den Chef und seine Allüren und über den Partner, der in letzter Zeit emotional immer so abwesend ist. „Wir bauen uns gegenseitig auf oder hassen einfach den Rest der Welt. Egal was kommt, es passiert gemeinsam und man fühlt sich nicht allein. Von weinen bis gehässig lachen ist alles erlaubt", heißt es in einem Artikel über Frauengespräche. Eine Befragte einer weiteren Allensbach-Studie über Freundschaften sagte ganz offen beim Interview in die Kamera: „Mit meiner besten Freundin rede ich über alles. Wirklich über alles!" Frauen aus allen Kulturen tauschen sich aus. Die Themen hängen dabei vom Leben und vom jeweiligen Alltag ab. In *Das Paradies ist weiblich*, dem Bericht über eines der letzten Matriarchate auf diesem Erdball, fragt der Journalist Ricardo Coler eine Mosuo-Matriarchin, was die Beziehung zwischen Frauen so besonders mache. Darauf antwortet sie knapp: „Wir reden."

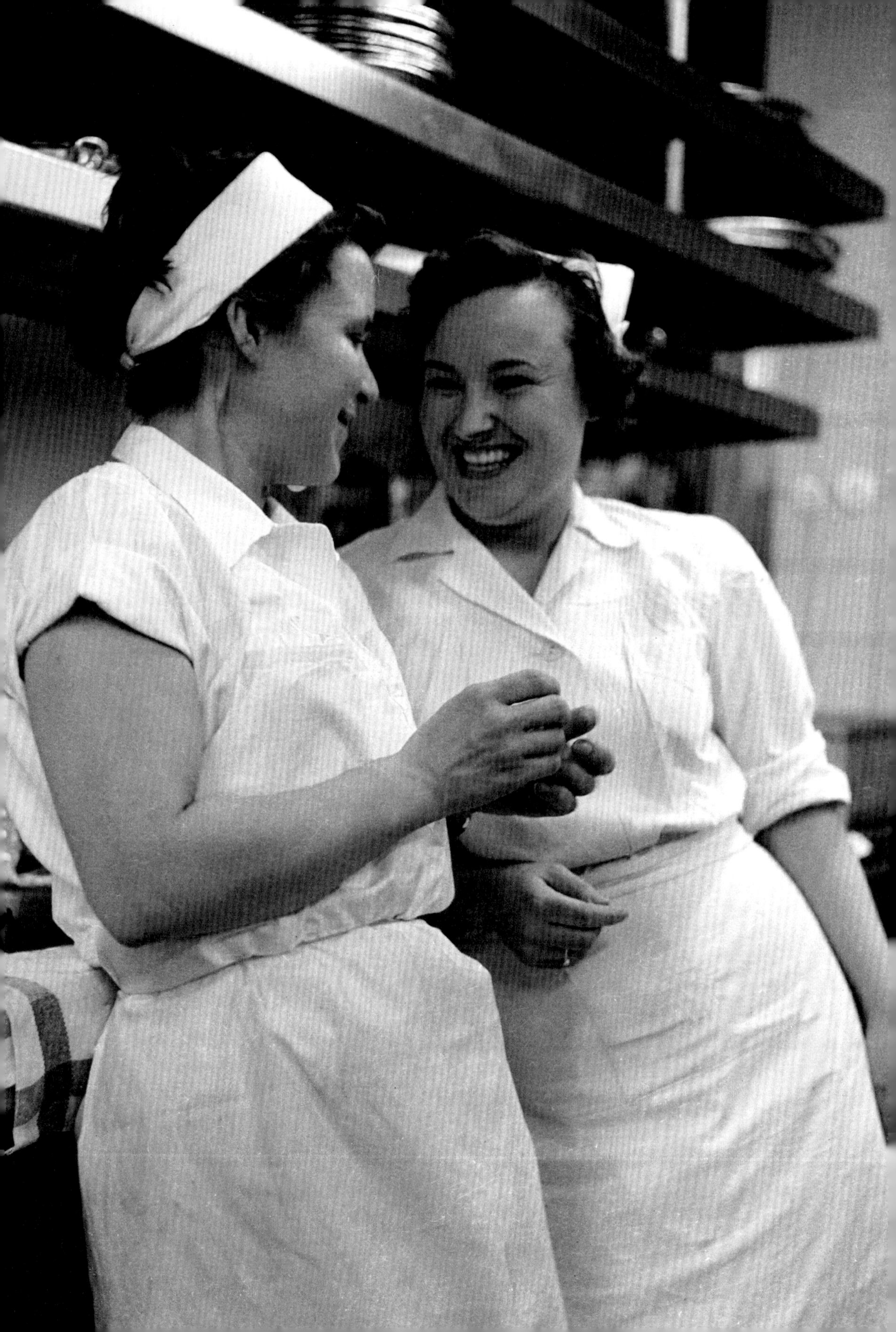

DER STOFF, AUS DEM GESPRÄCHE SIND – EINBLICKE IN DIE GENDERKOMMUNIKATION

In den letzten Jahrzehnten wurden alte Rollen abgelegt, sind Mann und Frau näher zusammengerückt. 1988 sprach die französische Philosophin Elisabeth Badinter in ihrem Buch *Ich bin Du. Die neue Beziehung zwischen Mann und Frau oder die androgyne Revolution vom Ende der Geschlechtertrennung* von einem neuen Rollen- und Eheverständnis. Heute sprechen Frauen mit Frauen auch über Karrierestrategien, die Verwendung eines Kippdübels oder die Altersvorsorge. Heute stehen viele Männer in der Küche und ziehen Kinder groß. Auf der Internet-Plattform „Frag Mutti TV" finden sich Videos von männlichen Autoren, die einem nicht nur zeigen wie man eine Vinaigrette zubereitet, sondern auch, wie man eine Dose ohne Dosenöffner öffnet, Anziehsachen sauber zusammenlegt und das Überkochen von Milch verhindert. Die Neuaufteilung der häuslichen Aufgaben ist in vollem Gang. Aber über alle nationalen und historischen Grenzen hinweg bleibt festzustellen: Frauen sprechen gerne miteinander, genauso wie ihre Mütter und Großmütter. Und Männer tun lieber etwas miteinander. Sie bleiben, auch das weiß man heute, im Gespräch lieber etwas an der Oberfläche, während Frauen untereinander auch über private und tiefgründige Dinge sprechen. Liegt das in der Natur der beiden Geschlechter? Hat das irgendeine Funktion? Seit Anbeginn scheint die Menschheit die Frage nach den Unterschieden zwischen Männern und Frauen zu beschäftigen. Während kluge Frauen wie Elisabeth Badinter darüber nachdenken, welchen Einfluss die gesellschaftliche Veränderung auf die Rollen von Mann und Frau hat und hier eine Annährung sieht, erfreuen sich daneben Ratgeber großer Beliebtheit, die die althergebrachte Rollenverteilung von Mann und Frau überzeichnen und als scheinbar naturgegeben darstellen. Ein Beispiel ist der Bestseller *Warum Männer schlecht zuhören und Frauen schlecht einparken* (2000) von Barbara und Allan Pease. Dass Frauen schlechter einparken können, ist übrigens mittlerweile durch die Studie einer bri-

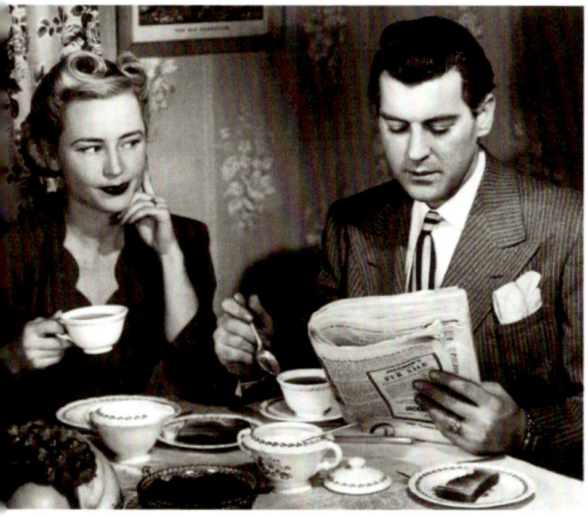

tischen Betreiberfirma von 700 Parkplätzen widerlegt, die 2500 Einparkmanöver per Video aufnahm: Männer brauchen fünf Sekunden weniger, parken dafür aber nicht so akkurat wie die Frauen. Als eine relativ junge wissenschaftliche Forschungsrichtung untersucht die Gender- oder Geschlechterforschung gesellschaftliche, soziale, psychologische und historische Phänomene bezogen auf Mann und Frau. Basierend auf den beiden englischen Begriffen für „Geschlecht" wird dabei zwischen „sex" und „gender" unterschieden. Der Begriff „sex" meint das biologische Geschlecht und damit „Unterschiede auf rein biologischer Ebene, zum Beispiel: Unterschiede im Bereich der Gene, der Hormone, der Anatomie ..." Der Begriff „gender" das soziale Geschlecht, meint damit den Einfluss von Gesellschaft, Erziehung, Kultur. Im Englischen wird ebenso klangvoll wie treffend von dem Unterschied zwischen „nature" (Natur) und „nurture" (Aufziehen) gesprochen. Denn das ist ja die große Frage: Welche Unterschiede sind biologisch bedingt, welche kulturell?

Ein wichtiger Bereich der Genderforschung ist die Frage, wie Männer und Frauen kommunizieren. Deborah Tannen, Professorin für Linguistik, ist die Autorin des Klassikers *Du kannst mich einfach nicht verstehen. Warum Männer und Frauen aneinander vorbeireden* (1990). Tannen zeigt auf, dass Gespräche für Männer und Frauen eine andere Bedeutung haben: Gespräche, so schreibt sie, sind für Frauen der Zement einer Beziehung: „Für Frauen, wie für Mädchen, ist Intimität der Stoff, aus dem Beziehungen gemacht werden, und Reden ist das Garn, aus dem dieser Stoff gewebt ist", so Tannen. Frauen reden offen über ihre Probleme, stellen durch Reden eine Beziehung her, zeigen Sympathie, entwickeln Nähe und ein Gemeinschaftsgefühl. Und sie tun das, was der Kommunikationspsychologe Schulz von Thun als „Selbstbekundung" beschreibt: Sie erzählen von sich selbst, von ihren Erfahrungen, auch ihren Misserfolgen. Sie öffnen sich, erzählen Geheimnisse, zeigen Vertrauen. Sie bestätigen sich gegenseitig nicht zuletzt auch durch eigene, ähnliche Erfahrungen, durch ein „Das kenne ich", „Das ist mir auch schon passiert". Frauen bemühen sich, wenn sie ein Problem oder ein Anliegen haben, aktiver als Männer um Beratung und Hilfe und nehmen häufiger medizinische und psychologische Unterstützung in Anspruch. Es verwundert nicht, dass die ersten Ärztinnen Fachärztinnen für Frauenheilkunde waren, denn hier waren die Not und die Scham am größten. Eine weitere Erkenntnis aus der Erforschung der Genderkommunikation ist, dass Frauen gerne im Kontext sprechen. Frauen geben eine Information nicht isoliert, allein als Sachinhalt weiter, sondern stellen einen Bezug her, zum Beispiel zu einer eigenen Erfahrung. Sie erzählen Geschichten von sich, von Bekannten, von Freundinnen. Im Kontext zu sprechen heißt auch: „Ich kenne da jemanden, der hatte das gleiche Problem."

„...schließt Euch zusammen, lasset den Mut zu Eurem Schaffen nicht sinken weil man Euch Schaffensfähigkeit abspricht – ... Empfindet Euren Eigenwert, bleibet nicht Herdengeschöpfe ..." (Ida Hofmann, 1905)

Was sind die Ursachen der Gesprächsfreudigkeit des weiblichen Geschlechts? Einer der ersten Verhaltensforscher, der den Menschen als biologisches Wesen betrachtet hat, war der britische Zoologe Desmond Morris. 1967 schrieb er *Der nackte Affe,* ein Buch, das alle Schöngeister und Humanisten entsetzte, da es den Menschen als Tier betrachtete. Schon in der Steinzeit taten sich Frauen mit Frauen in ähnlicher Situation zusammen, um arbeitsteilig zu arbeiten und den Alltag so zu bewältigen, mit Älteren, die mehr Erfahrung hatten bei all den Dingen, mit denen junge Frauen und Erstlingsmütter konfrontiert waren. Die Älteren wussten, was zu tun ist, strahlten Ruhe aus. Das soziale Konzept findet sich bis heute mit Blutsverwandten oder Wahlverwandten in vielen Kulturen. Bis heute tun Frauen sich zusammen. Schwangere und Mütter mit kleinen Kindern haben in der Fürsorge für ältere Menschen Schwierigkeiten. In der Gruppe ist es einfacher, können Aufgaben verteilt und unterschiedliche Kompetenzen genutzt werden. „Bei uns lief das pragmatisch", so eine Bekannte, die auf einem Bauernhof groß geworden ist, „normalerweise hat meine Mutter gekocht. Wenn die nicht konnte, hat meine Oma gekocht. Das lief ganz selbstverständlich so ab." Frauen schließen sich zusammen, um ihr Leben, ihren Alltag besser zu bewerkstelligen. Eine tragende Säule dieser Netzwerke ist das Gespräch. Hier erfahren Frauen Rat, Trost und Wertschätzung.

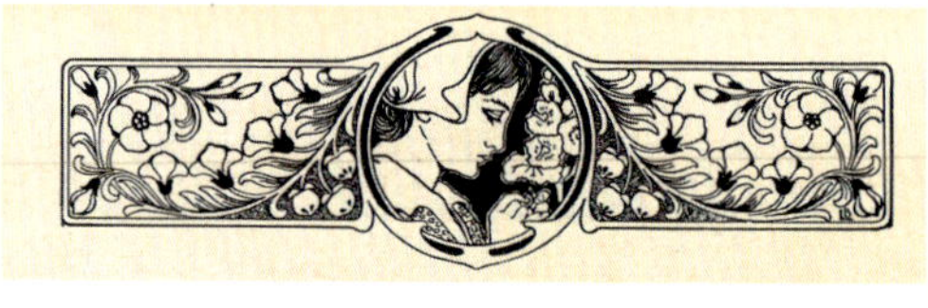

…ewalkt, runde Küchlein ausgestochen, die gut mit Eigelb
…werden müssen. 1/4 ℔ geschälte, grob gewiegte Mandeln
mit 1/4 ℔ Zucker gemischt, dies auf die Plättchen gestreut
…mäßiger Hitze schön gelb gebacken.

Milchgebäck

…r wird schaumig gerührt, sodann gibt man 1 ℔ Zucker,
und rührt alles gut durcheinander. Hierauf gibt
…l Milch, für 3 d Salz, etwas Vanille od. Zitrone &
…hl zu, daß man einen festen Teig zum Auswalken
…r Teig wird zu…
…her und am m…

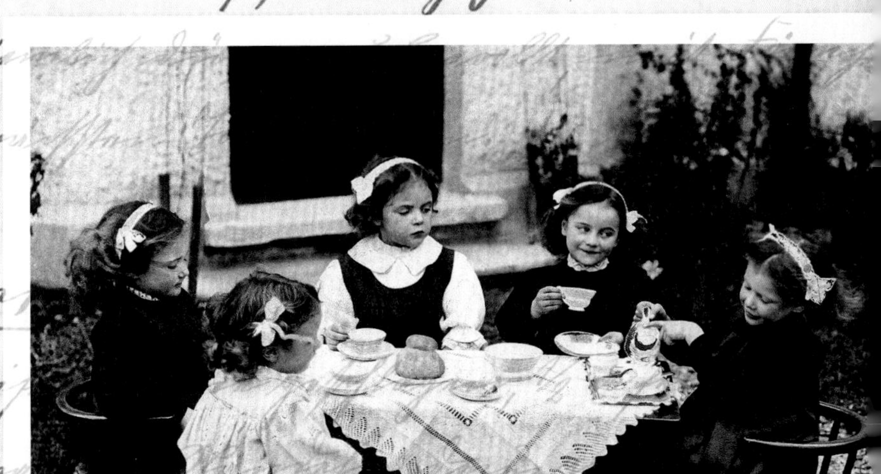

Makro…

…werden zu Stei…
…℔ geschälte, gem…
…f eine Zeit lan…
…lben Zitrone, 1/2…
– auf Oblaten, …
…d bäckt sie in mäßig heißem Ofen. Bei Schokol…

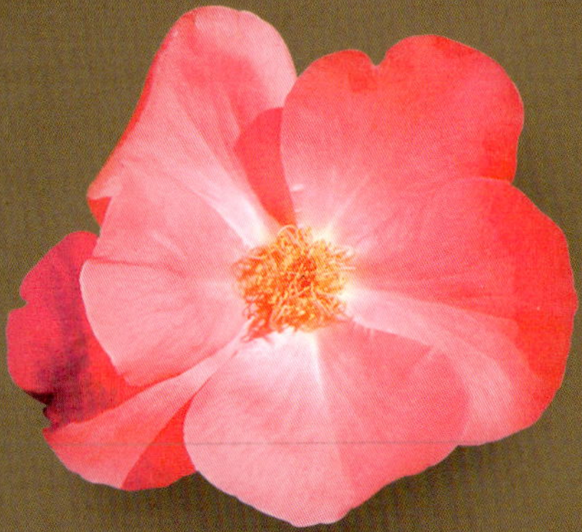

2.

WAS WIR WEITERGEBEN

Was wir teilen

WISSEN UND WEISHEIT

GESUNDHEIT FÖRDERN

FÜRSORGE UND SELBSTFÜRSORGE

HAUSHALTEN

Gleichmut

„Mehr Stolz, Ihr Frauen! Wie ist es nur möglich, dass Ihr Euch nicht aufbäumt gegen die Verachtung, die Euch noch immer trifft. Auch heute noch? Ja, auch heute noch …“

Hedwig Dohm, Frauenrechtlerin und Schriftstellerin

Zehn Minuten für den Großeinkauf im Supermarkt, vor der Arbeit, versteht sich. Bloß an den Lieblingsbrotaufstrich des Gatten denken! Und die Sammelbilder für den Kleinen. In die Sitzung eilen, schnell unvorbereitet den besser bezahlten, sehr plötzlich erkrankten Vorgesetzten vertreten, natürlich streikt die Technik. Wieso ist die so nervös? Lauter, man versteht Sie nicht! Schnell in der überfüllten Bahn nach Hause – der Wagen müsste aus der Werkstatt … geht nicht – der Jüngste ist schlimm gefallen. „Oooch, schon wieder Auflauf!" Dabei geht ständig das Telefon. Die besorgte Mutter: „Wieso sehe ich dich nie!" Danach ruft noch die Freundin spät an. „Stör ich? Du musst hier mal schnell draufschauen, ist wichtig – wie siehst du denn aus? Nimmst du jetzt nicht mehr die Dingscreme?"

So, wie sich die Frauen im 19. Jahrhundert über Mann und Kinder, über Kunden und Personal aufregten, stehen auch heute viele Frauen unter ständiger Anspannung, auch wenn vieles im Alltag mittlerweile leichter ist. Stress gehört zum Frauenalltag und gilt mittlerweile als ein Faktor, der 80 Prozent aller Erkrankungen in unterschiedlichem Maße beeinflusst. Es ist aber nicht zwangsläufig der Stressreiz an sich, der den Puls in die Höhe jagt, sondern vor allem die Frage, wie dieser Reiz beziehungsweise die gesamte Situation subjektiv wahrgenommen und bewertet wird und welche Gefühle sie in uns auslöst. Dr. Anna Paul, leitende Ordnungstherapeutin in der Abteilung für Naturheilkunde und Integrative Medizin an den Kliniken Essen-Mitte, fasst es so zusammen: Positive Gefühle „beeinflussen indirekt als sogenannte Stresspuffer die Gesundheit". So alltäglich der Stress, so simpel das Grundrezept.

EIN DICKES FELL

Schaffen wir uns ein „dickes Fell" an, wie ältere Frauen gerne raten, und üben uns in Gelassenheit, Gemütsruhe, Gleichmut. Prüfen wir doch einmal kritisch unsere Gedanken-, Verhaltens- und Bewertungsmuster. Mal ehrlich: Ist die Eile gerade nötig oder etwa die Aufregung wert? Muss ich mich dem Hier und Jetzt wirklich aussetzen? Gehen wir doch mit unseren Gefühlen achtsamer um. Auch ein veränderter Lebensstil lässt an Widerstandsfähigkeit gegenüber Stress und an Gelassenheit gewinnen: Wichtig sind Bewegung, Ruhephasen, Rituale im Alltag, gutes Essen und stabile Beziehungen. Und vor allem, besonders für Frauen: die eigenen Bedürfnisse wahrnehmen, ernstnehmen und kommunizieren. Wir wissen doch: Niemand liest sie uns von den Augen ab.

Ruhe

„Vor allem bildet euch nicht immer ein, dass ein Stündchen Ruhe gleich Faulenzerei ist. Im Gegenteil gibt es dabei ernste, oft recht schwere Arbeit: die Gedanken beruhigen, aufs rechte Ziel lenken, den Willen fest einsetzen aufs Gesundwerden, die Stimmung lenken zur Heiterkeit." (Klara Muche, 1907)

Die meisten Frauen, vor allem diejenigen, die Job und Familie unter einen Hut bekommen müssen, haben eine unerfüllbar lange „To-do-Liste", die auf mehrere Jahre angelegt ist. Der Tag wird nicht kommen, an dem alles erledigt ist. Es macht also keinen Sinn, die Erholung auf später zu verschieben. Im Gegenteil: Gerade bei anhaltender Belastung muss man in den Alltag Erholungspausen einbauen, und zwar möglichst jeden Tag. Schon Klara Muche „schimpfte" mit den Frauen ihrer Zeit, die unermüdlich im Haushalt beschäftigt waren und die darüber die eigene Gesundheit vernachlässitgen, weil sie sich keine Pausen gönnten. Die Frau, so forderte Muche immer wieder, sei zunächst einmal verpflichtet, für sich selbst zu sorgen – nicht zuletzt, damit sie für die Familie da sein kann. Auch heute fehlt es an Ruhephasen, an Pausen, um die Batterien wieder aufzuladen. Dies gilt in Zeiten des Multitaskings und der Mehrfachbelastung umso mehr. Hören wir auf Klara Muche!

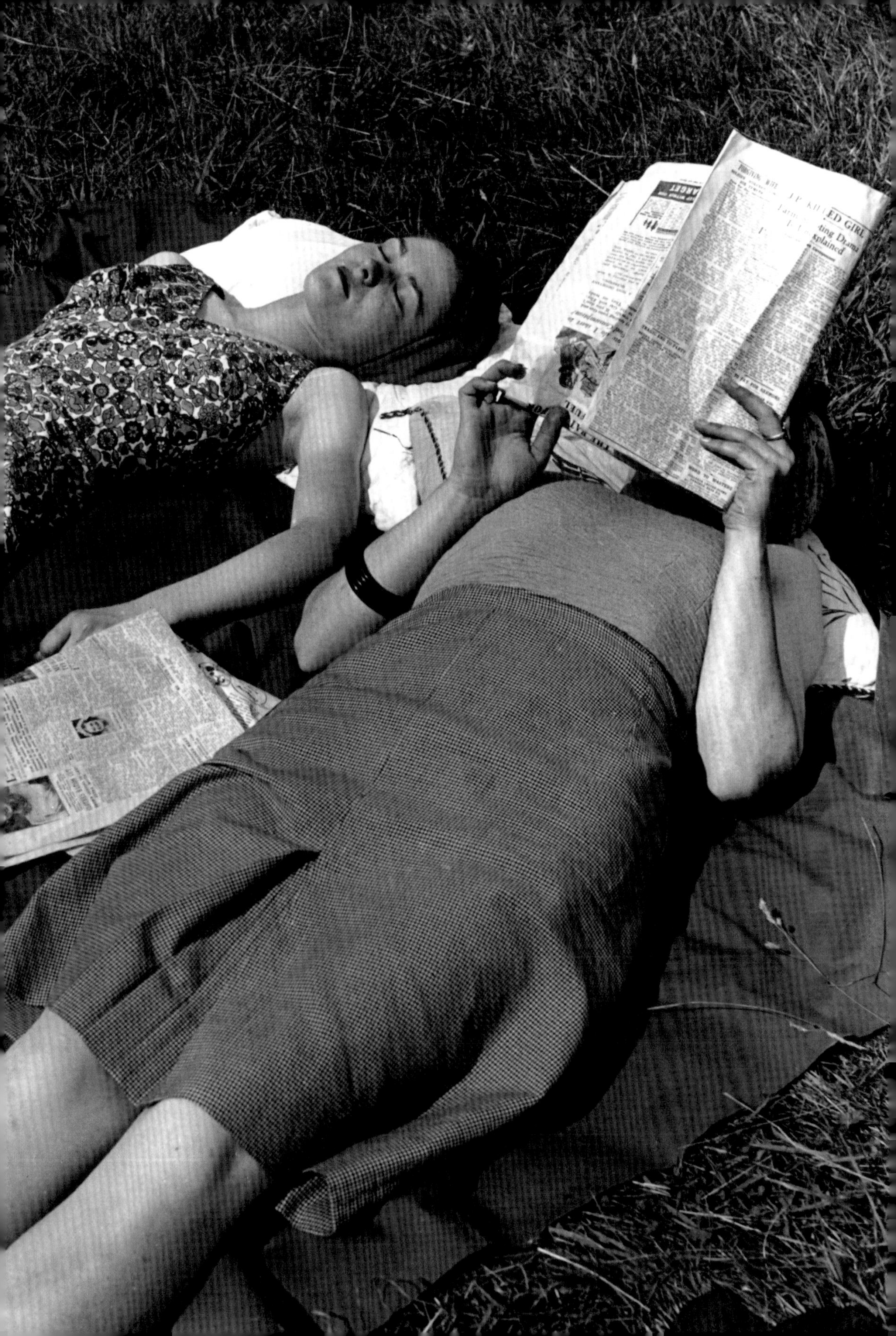
KILLED GIRL

Auszeit

Ein echter Bonus für die eigene Gesundheit ist: die Auszeit in einem Wellness- oder Ayurvedaresort, das Detox-Wochenende, die Kurzreise mit einer Freundin oder das Schweigewochenende im Kloster. Oder schlichtweg: einfach mal für eine halbe Stunde ausklinken und zurückziehen – ob bei Mittagsschlaf, Spaziergang oder Sport. Wenn man dann erholt, entspannt und aufgetankt wieder auf der Bildfläche erscheint, profitieren auch andere davon.

Vorausschauen und Vorbeugen

„Denn Krankheiten verhüten ist viel wichtiger und viel leichter als Krankheiten heilen, und außerdem ist die Verhütung eine Sache, für die nicht nur der Arzt, sondern jeder Einzelne selbst sorgen muss." (Hope Bridges Adams Lehmann, 1898)

Hope Bridges Adams Lehmann war eine sehr engagierte Ärztin. In ihrer Praxis behandelte sie vor allem arme Frauen. Eine Krankheit dieser Zeit war die Tuberkulose oder Schwindsucht, eine Erkrankung, die nicht zuletzt auch durch soziale Umstände bedingt wurde. Hope Bridges Adams Lehmann selbst steckte sich bei ihren Patienten an, litt an Tuberkulose, kurierte sich selbst durch einen Aufenthalt im Gebirge und errichtete dann dort ein Sanatorium für Lungenkranke. Engagiert kämpfte die erste studierte Ärztin Deutschlands für mehr Aufklärung gerade von Frauen, schrieb das über 1000-seitige Buch *Die Gesundheit im Haus*, in dem sie Frauen genau erklärte, was wichtig für die Erhaltung der Gesundheit war und was Krankheit begünstigte. Sie wollte Frauen aufrütteln und hatte damit Erfolg.

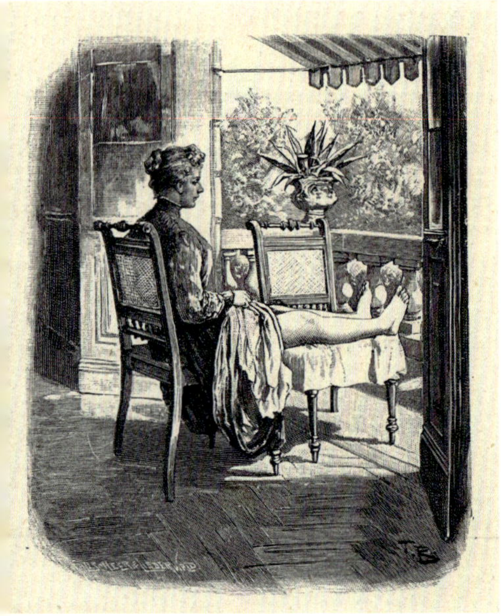

Heute wissen wir sehr viel mehr darüber, wie der Körper funktioniert, über Risikofaktoren von Erkrankungen. Der Appell von Hope Bridges Adams Lehmann, sich selbst zur Expertin zu machen und vorzubeugen, für die Verhütung von Krankheiten zu sorgen, ist daher heute genauso aktuell wie früher – und da kann Frau eine Menge selbst tun!

Positives Denken

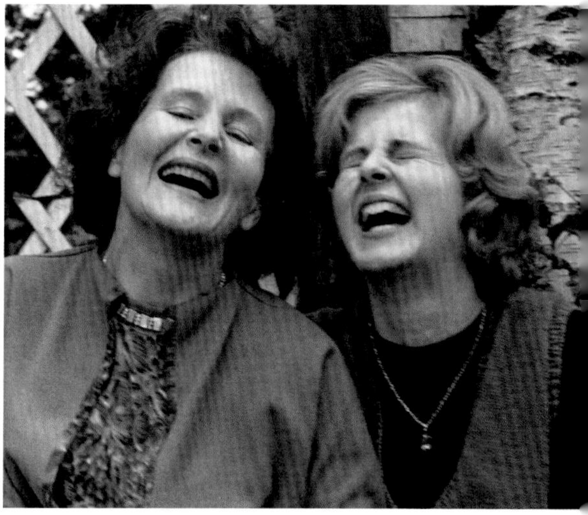

„Frohe Menschen können Krankheiten eher widerstehen, als ein Bedrückter. Das Seelische hängt mit dem Körperlichen eng zusammen. Freilich sind nicht alle Menschen von Natur aus fröhlich veranlagt. Aber man könnte sich mit gutem Willen zu einer gewissen Heiterkeit erziehen, die Gesellschaft lebensbejahender Menschen aufsuchen und in traurigen Stunden heitere Literatur lesen. Man kann sich in vielem ändern, wenn man den nötigen Willen dazu aufbringt." (Lilly Wiesner, 1945)

Die Glücksforschung besagt: Glück ist nicht einfach da – die Fähigkeit zum Glück und zum Glücklichsein allerdings steckt in uns allen. Genau diese Fähigkeit kann entwickelt und gefördert werden, indem man Dinge positiv sieht und Dinge tut, die erfüllen und begeistern. Denn dann werden im Gehirn die Glückshormone Serotonin, Oxytocin und Dopamin ausgeschüttet, die nicht zuletzt dabei helfen, zu regenerieren und mit Stress besser umzugehen. Eine künstliche Zufuhr dieser Neutrotransmitter hilft hier allerdings wenig, denn Glücksgefühle entstehen dann, wenn man selbst etwas geschafft hat. Genauso wichtig ist, grundsätzlich eine innere Haltung der Dankbarkeit zu entwickeln. Schließlich sind nicht die Glücklichen dankbar, sondern die Dankbaren glücklich. Und wie heißt es doch immer so schön: Lachen ist gesund.

Kräuter und Gewürze

Mit der Hand durch den Rosmarin fahren und dann das würzig-anregende Aroma an den Händen riechen, Nudeln mit in Butter gebratenen Salbeiblättern kochen, Lavendelsäckchen für die Wäsche nähen oder einfach nur in die Schublade legen. Kräuterbutter zubereiten, das marokkanische Tabouleh genießen, das mit Petersilie, Knoblauch und Zitrone Gesundheit pur mit sich bringt. Eine Gewürzsammlung in der Küche anlegen – Majoran, Thymian, Rosmarin für Schmorgerichte oder Ratatouille. Arabische und orientalische Eintöpfe genießen, und heiß in die Tegel füllen.

Melissengeist ist nicht im Buch

1 Zimtstengel, Melissen, Minzen,
Nelken, Salbei, Anis, Muskat,
Kümmel, Sultaninen, je 1 Löffel
dies alles in 1 l Schnaps ansetzen,
bis es anfängt im Boden sinken dann
abseihen.

...albe!
...l Knoblau...
...lo Marg...
...immten...
...eines ...
...dazu 1/4 ...
... Zu dem ...
...nd unter stä...
1 Stund lang...
langsam dazu...
...ebnen Kampfer
...an kochen bis es ...
...er langsam rü...
...wegstellen un...

Holersaft! *

...ie Beeren morsten dann
...ls Feuer noch gut zer=
...cken ein wenig auf=
...hen, den Saft heraus
...en, 1 Teelöffel Zitronen
15 dg. Zucker auf 1 l
und 1 Kartl Vanil.
in Flaschen füllen
und fertig.

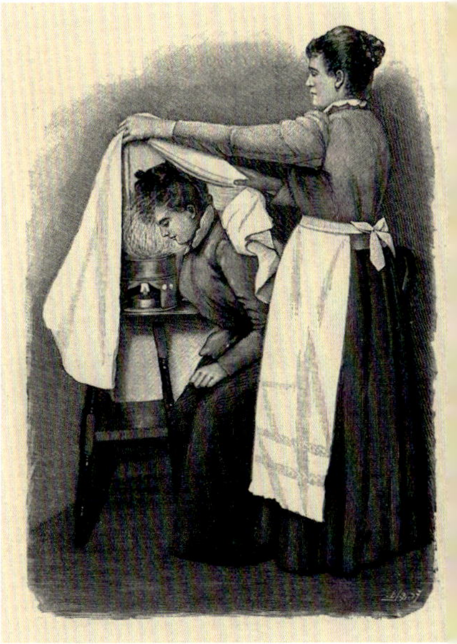

in die Kreuzkümmel und Salzzitronen kommen. Ein Chili con carne mit etwas dunkler Schokolade zubereiten. All das erfreut die Sinne, holt ins Hier und Jetzt und macht Spaß. Wer gerne draußen ist: Holunderblüten pflücken und Sirup daraus machen oder gebackene Küchlein. Die Holunderbeeren zu einem tiefroten Saft oder zu einem Likör weiter verarbeiten, die frischen Spitzen von Schafgarbe und aus Löwenzahn zu einheimischen Pesto zubereiten. Der Umgang mit Kräutern und Gewürzen tankt auf, öffnet die Augen für die Umwelt. Und wer sich damit auskennt, hat die Apotheke gleich in der Küche. Denn aus Thymian kann man einen Tee bei Husten herstellen, mit Rosmarin den Blutdruck in Schwung bringen. Das wussten schon unsere Großmütter und auch Grete Flach, die Kräuterheilkundige aus dem Hessischen, die als „weise Frau von Büdingen" verehrt wurde.

Achtsamkeit

Achtsamkeit bedeutet, ganz da zu sein, wo man ist, ganz bei dem, was man tut. Ständig versuchen wir, parallel Aufgaben zu erfüllen, gerade Frauen wird durchaus berechtigt zugestanden, mehrere Dinge gleichzeitig erledigen zu können. Umso wichtiger ist es, sich wieder neu auszurichten, zu zentrieren. Zahlreiche Studien zur Mind-Body-Medizin und achtsamkeitsbasierter Stressreduktion belegen: Im Moment anzukommen, im gegenwärtigen Augenblick anwesend zu sein, tut gut, ob es sich um die Wahrnehmung des eigenen Körpers, der eigenen Gefühle, der eigenen Belastungsgrenzen oder um die Steigerung von Genuss und Lebensfreude handelt.

In die Zukunft gerichtete Ängste werden reduziert, auch ein Festhalten an der Vergangenheit wird vermieden. Genau das ließ sich bei unseren Großmüttern beobachten: ganz mit einer Tätigkeit beschäftigt zu sein, die Dinge gründlich und sorgsam zu machen. Beispielsweise im Garten die alten Blättchen zupfen. Die Schuhe putzen: erst die Schuhwichse auftragen, mit einer Bürste bis in die Nähte einarbeiten, kurz warten, mit der weichen Bürste nachpolieren und für den letzten Glanz sorgen. So paradox es sich anhört: Heute führt man Kochen, Spazierengehen oder Nähen als Therapie wieder ein; auch gibt es schon die Internationale Gesellschaft Gartentherapie. Das Putzen wird als Achtsamkeitstraining neu entdeckt. Dinge zu pflegen, sauber zu machen, in Ordnung zu halten hat eben sehr viel mit Demut und mit Dienen zu tun. So bringen wir Ordnung in das Außen und damit auch in das Innenleben. Der Geist schwirrt nicht mehr herum. Also, meine Damen: an die Staubwedel und Gartenscheren!

NÄHREN, PFLEGEN UND MITLEIDEN – ABER BITTE WOHLDOSIERT

Als weibliche Werte schlechthin gelten „mütterliche“ Tugenden, viel ist die Rede vom Nähren, Pflegen, Aufziehen. Von der Fürsorge, Tag für Tag. Von den vielen Butterbroten, die geschmiert, den Kuchen, die gebacken, den Tränen, die getrocknet werden. Den vielen, vielen Waschmaschinen. Sicherlich auch, zumindest bei Kindern, der strengen Stimme, die ab und an erhoben wird. Jede Frau kennt es, tagtäglich gegen das Chaos anzuarbeiten, wieder und wieder für Ordnung zu sorgen. Sich Sorgen zu machen, warum der Große immer noch nicht zu Hause ist und der Mann so viel arbeitet. Zu pflegen, zu sorgen, zu machen und zu tun und doch manches nicht verhindern zu können.

Kurt Tucholsky schrieb 1929 in einem seiner schönsten Gedichte: „Hast uns Stulln jeschnitten un Kaffe jekocht un de Töppe rübajeschohm - un jewischt und jenäht un jemacht und jedreht ... alles mit deine Hände. ... Hast uns manches Mal bei jroßen Schkandal auch ‚n Katzenkopp jejeben. Hast uns hochjebracht. Wir wahn Sicker acht, sechse sind noch am Leben ... Alles mit deine Hände ...“ Die Mutterliebe, sie ist etwas Besonderes. Auch der Theologe und Psychoanalytiker Eugen Drewermann, der den Frauen in der Bibel sein Buch *Die Botschaft der Frauen. Das Wissen der Liebe* (1997) widmet, ist überzeugt davon, dass Frauen in besonderem Maße absichtslos gütig handeln. Frauengeschichten in der Bibel handeln davon, „sich mit allem, was man hat, dem hinzugeben, was man liebt“. Rita Süßmuth, erste Frauenministerin auf Bundesebene, umfasst die weite Spanne weiblichen Fühlens und Erlebens treffend, wenn sie von dem „Lebenshunger und der Lebenskraft, der Leidensfähigkeit und der Leidenschaft von Frauen“ spricht. Aber: Die Dosis macht’s. Bei all dem sollten Frauen selbst nicht zu kurz kommen – und was wohldosiert eingesetzt wird, wird wahrgenommen und geschätzt.

Heiterkeit und eine „erquickende Tasse Tee“

Über seine Mutter schrieb Johann Wolfgang von Goethe: „Vom Vater hab ich die Statur, Des Lebens ernstes Führen, vom Mütterchen die Frohnatur und Lust zu fabulieren.“ Frau Goethe selbst war sich ihrer Gabe wohl bewusst, so schrieb sie 1785 an Charlotte von Stein: „Zwar habe ich die Gnade von Gott, daß noch keine Menschenseele mißvergnügt von mir weggegangen ist – weß Standes, alters, und Geschlecht sie auch geweßen ist – Ich habe die Menschen sehr lieb – und das fühlt alt und jung gehe ohne pretention durch diese Welt und das behagt allen Evens Söhnen und Töchtern – bemoralisire niemand – suche immer die gute seite aus zuspähen – überlaße die schlimme dem der den Menschen schufe und der es am besten versteht, die scharffen Ecken abzuschleifen, und bey dieser Medote befinde ich mich wohl, glücklich und vergnügt.“ Dabei hatte sie es nicht leicht. Von sechs Kindern starben vier früh, Goethes Schwester Cornelia mit 26 Jahren. Als sie selbst schon auf dem Sterbebett lag, überbrachte ein Bote ihr die Einladung zu einem Essen. Sie ließ dem Boten ausrichten, „sie lasse sich entschuldigen, sie müsse alleweil sterben“. Nicht jedem ist diese Gabe des Humors gegeben, und manchmal fällt es schwer, stets Heiterkeit zu bewahren. Die Betrachtungsweise der Dinge und die Mischung ist wesentlich, das wusste schon die warmherzige Catharina Elisabeth Goethe. Nehmen wir sie uns zum Vorbild! Sollte es einmal mit der Umsetzung hapern, sammeln wir uns bei einer guten Tasse Tee, besinnen uns auf unsere Fähigkeiten und begegnen den Wechselfällen des Lebens wieder heiter.

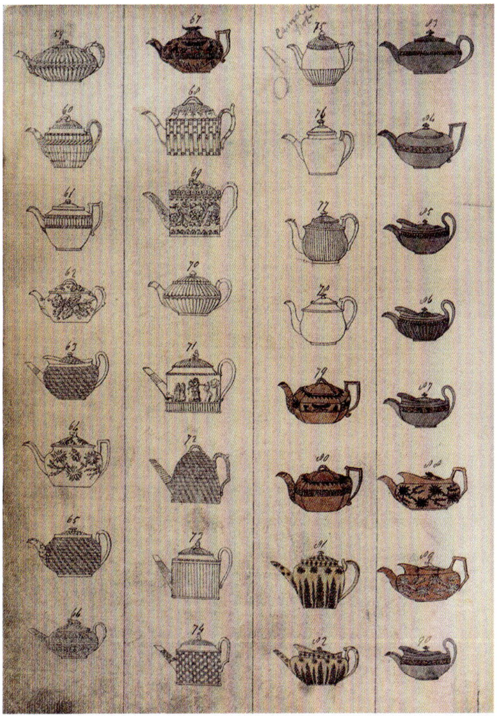

ATMOSPHÄRE SCHAFFEN

Es braucht so wenig, sich wieder auf sich selbst und auf den Moment, das Hier und Jetzt zu besinnen! In der richtigen Atmosphäre gelingt es viel leichter, weibliches Potential zu entfalten. Eine Tasse Tee, ein gutes Gespräch. Vielleicht ein Blumenstrauß auf dem Tisch. Und dann noch eine schöne Kerze. Immer dann, wenn es festlich wird, zünden wir eine Kerze an. Das Licht tut gut, gerade im Winter schafft es Gemütlichkeit und muntert auf. In vielen Kulturen stand und steht das Anzünden eines Lichtes für Hoffnung.

Es lohnt sich dabei, etwas tiefer in die Tasche zu greifen und eine Bienenwachskerze anzuzünden. Man könnte denken, im Bienenwachs speichert sich das helle, warme Sonnenlicht in besonderem Maße. Duftendes Bienenwachs ist übrigens auch ein wunderbarer Wärmeträger, ob in der Kerze selbst oder, ganz pragmatisch, als Wickel.

Duft – Rosenduft und Rosenöl

Wie herrlich duften Rosen! Kein Wunder, dass sich schon in alten Klöstern und Gärten reine Rosengärten finden und die Rosenzucht Hobbygärtnerinnen und -gärtner seit jeher in ihren Bann zog. Wie dankbar können wir sein, dass die Rose einst aus Kleinasien über die Seidenstraße nach Ägypten und ins antike Griechenland, dann von dort zu uns kam. Bis heute ist Rosenwasser im Orient eine beliebte Zutat, es gibt zahlreiche Desserts mit Rosenduft und Rosenmarmelade; Rosenwasser wird beispielsweise dem Reis beim Kochen zugefügt. Die Rose steht für die Liebe und für die Schönheit, auf der ganzen Welt. Sie wird auch in Riten und in der Heilkunde eingesetzt. Mit Rosenwasser werden Liebesstätten besprengt und mit Rosenblättern übersäht. Das ätherische Öl der Rose wirkt allgemein stärkend, vor allem auf das Herz, psychisch stabilisierend und zudem antidepressiv. Entsprechend sollte man bei Depressionen, Ängsten, Impotenz und Frigidität an die „Königin der Blumen“ denken. Eine Rose schenken ist eine schöne Geste! Es muss ja nicht immer eine langstielige Zierrose sein, um „durch die Blume“ zu sprechen. Gern darf es auch einmal Wildrosenöl, etwa zur Massage, sein. Ein schönes Geschenk ist außerdem Rosenzucker.

Rosenzucker

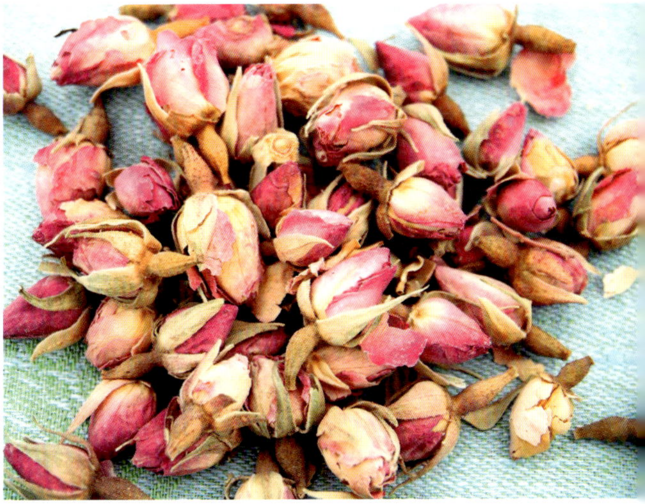

Rosenblütenblätter (am besten ungespritzte Rosen) abzupfen, dann in Küchenpapier 2–3 Tage trocknen, im Mörser zerstoßen und mit Zucker und Vanillezucker (1 Handvoll Blütenblätter auf 300 g Zucker, Mark und zerschnittene Schote von 1 Vanilleschote) mischen. In ein Schraubglas füllen und 1–2 Wochen durchziehen lassen, immer wieder schütteln. Zur Intensivierung 1 Tropfen ätherisches Rosenöl (aus der Apotheke) zugeben.

Gute Luft – Räuchern

In der Volksmedizin waren und sind es vor allem antibakteriell und keimmindernd wirkende Heilpflanzen und Gewürze, die innerlich wie äußerlich eingesetzt wurden. Eine Möglichkeit, gerade Erreger, die sich über die Luft und die Atemwege verbreiteten, zu reduzieren, war das Räuchern, zum Beispiel mit Wacholderzweigen. Geräuchert wurde in Kranken- und Sterbezimmern, zur Desinfektion in Seuchenfällen, bei Infekten, bei Zeremonien oder vor einem Umzug. Räuchern hilft heute auch schlichtweg bei „dicker Luft" und um besser abschalten zu können.

Aus frischen oder getrockneten Salbeiblättern, Beifußkraut, Dillsamen und Wacholderbeeren lässt sich nach Belieben eine Räuchermischung herstellen. Die Kräuter einfach in eine feuerfeste Schale geben und anzünden.

Räuchern gegen Kopfweh nach den Anregungen von Grete Flach: Streuen Sie Anissamen auf glühende Kohlen und ziehen den Duft durch die Nase ein.

BERÜHREN

Das lateinische *contingere* für „berühren" hat viele Bedeutungen: anrühren, küssen, erfassen, ergreifen, etwas kosten, essen, genießen, aus einer Quelle trinken, treffen, an etwas stoßen, angrenzen, in Beziehung, Verwandtschaft, zu jemandem stehen, jemanden betreffen, angehen, beflecken, anstecken, mit Schuld beladen, begegnen, gelingen, glücken, widerfahren. All diese Bedeutungen haben eines gemeinsam: Ein Kontakt findet statt und damit ergibt sich ein Öffnen, ein Austausch, eine Beziehung. In der Heilkunde gibt es viele Körpertherapien, bei denen es zu Berührungen kommt und diese tun in der Regel gut. Schon als Kind haben wir es doch als so wohltuend empfunden, waren wir krank oder traurig: wenn einfach jemand am Bett saß und die Hand hielt oder dort auflegte, wo es gerade angenehm war. An die Hand nehmen. Einfach mal in den Arm nehmen. Die Hand auf die Schulter legen. Wie gut das tut!.

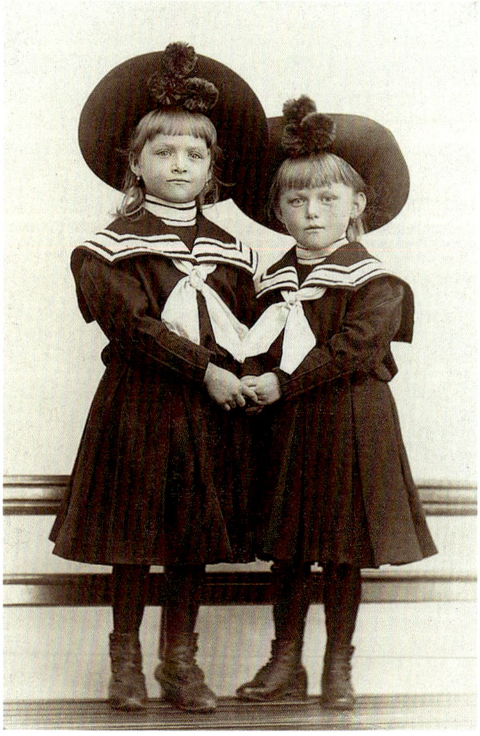

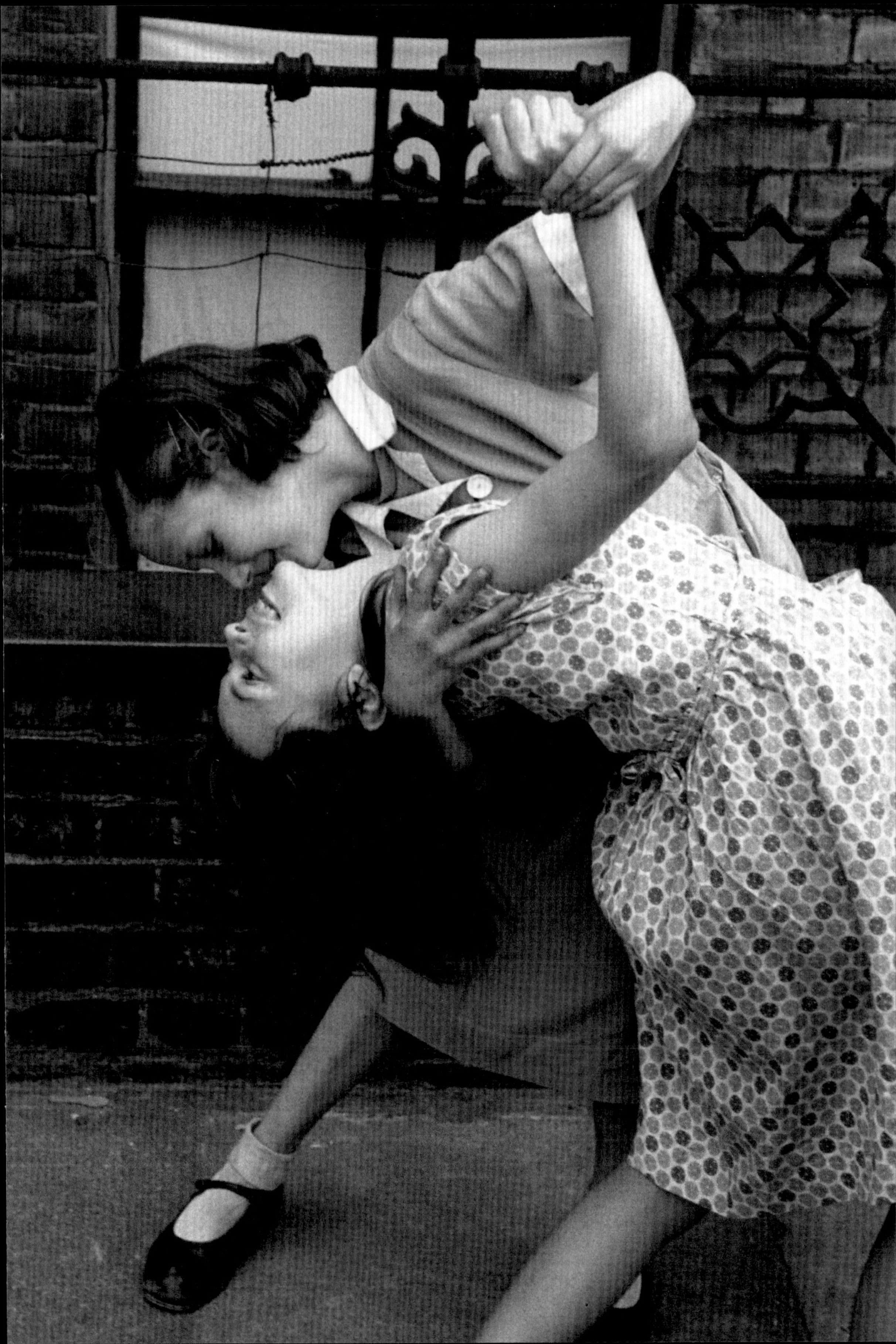

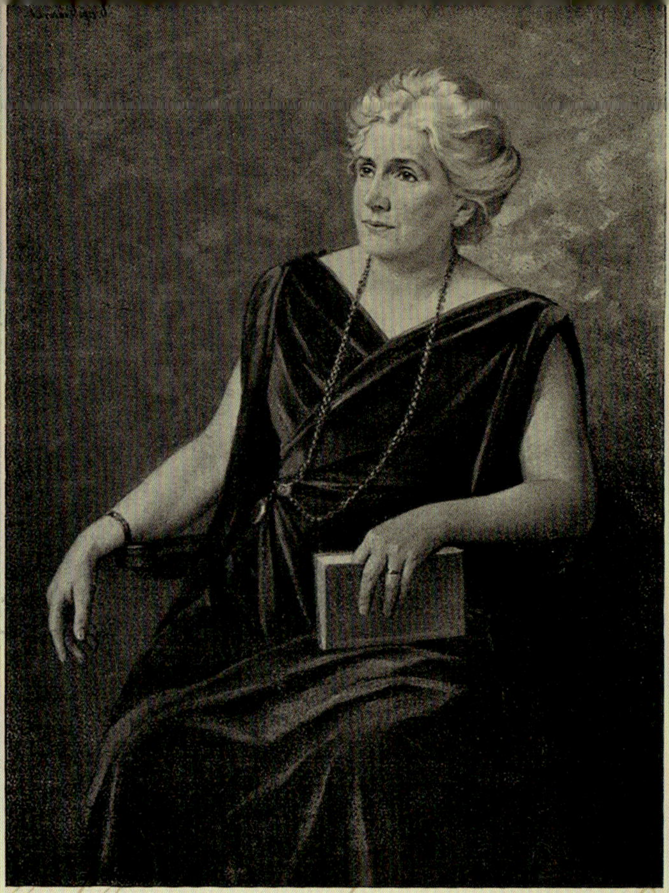

ANNA FISCHER-DÜCKELMANN

„Der Zweck des vorliegenden Buches ist es, eine Fülle von Praktischen Ratschlägen, Lebensregeln und Warnungen zur Erhaltung und Wiedergewinnung der körperlichen und seelischen Gesundheit den Frauen auf ihren oft so dornenvollen Lebensweg mitzugeben." (Anna Fischer-Dückelmann, aus dem Vorwort zu „Die Frau als Hausärztin", 1901)

ANNA FISCHER-DÜCKELMANN

Anna Fischer-Dückelmann wurde 1856 als Tochter des österreichischen Oberstabsarztes Dr. med. Friedrich Dückelmann geboren, 1876 heiratete sie den Philosophen Arnold Fischer. Anna Fischer-Dückelmann bekam drei Kinder und beschloss im Alter von 34 Jahren, Medizin zu studieren. Dies war für Frauen damals nur in der Schweiz möglich, und so zog die ganze Familie nach Zürich. Anna Fischer-Dückelmann war eine der Vorkämpferinnen für das medizinische Frauenstudium und schloss ihr Studium mit einer Promotion über das Kindbettfieber ab.

In Loschwitz bei Dresden eröffnete Anna Fischer-Dückelmann als eine der ersten Ärztinnen Deutschlands eine Praxis als Frauen- und Kinderärztin und praktizierte Naturheilkunde. 1901 erschien die erste, über 1000 Seiten starke Ausgabe von *Die Frau als Hausärztin – ein ärztliches Nachschlagebuch der Gesundheitspflege und Heilkunde in der Familie mit besonderer Berücksichtigung der Frauen- und Kinderkrankheiten, Geburtshilfe und Kinderpflege.* Später kam noch ein umfangreiches Kapitel über Heilpflanzen hinzu.

1913 kaufte Anna Fischer-Dückelmann ein Anwesen auf dem Monte Verità bei Ascona, dem zentralen Ort der Lebensreformbewegung, und leitete dort ein Sanatorium. 1917 starb sie im Alter von 61 Jahren an den Folgen eines Schlaganfalls. Dr. Christina Hofer-Dückelmann, zertifizierte Praktikerin der Traditionellen Europäischen Heilkunde®, hat die Kernpunkte von Leben und Werk der Vorfahrin in einer Forschungsarbeit zusammengetragen und neu interpretiert für die heutige Zeit.

„Die Frau als Hausärztin" wurde 1901 erstmalig veröffentlicht, hatte 1913 die Millionenauflage erreicht und ist auch heute noch in zahlreichen Bücherschränken vorhanden.

Erstmal tief durchatmen!

„Aber ein kurzes Luftbad früh und abends beim Toilettemachen, Bett- und Zimmerrichten ist doch möglich. Schwingt man sich gar bis zu 10 Minuten Nacktturnen mit Tiefatmen bei offenem Fenster auf, so bleibt ein merkbarer Erfolg nicht aus."

Klara Muche, engagierte Gesundheitserzieherin

Klara Muche scheint zu Menschen aus dem 21. Jahrhundert zu sprechen, die sich den ganzen Tag in klimatisierten Räumen aufhalten. Wir tragen heute zwar keine Korsagen mehr, die die Atmung behindern, aber dennoch mangelt es allzu oft an Frischluft, und manchmal atmen wir ganz einfach zu flach.

Sauerstoff ist lebensnotwendig, vor allem für Gehirn und Nerven, generell aber einfach für zahlreiche Stoffwechselprozesse. Ein Mensch kann über Wochen auf Nahrung verzichten, für Tage auf Wasser, aber nur einige wenige Minuten auf Sauerstoff. In den geschätzten 300 Millionen Lungenbläschen geht er von außen nach innen, von der Lunge ins Blut über. Von dort wird er vom roten Blutfarbstoff Hämoglobin mit dem Blut in den letzten Körperwinkel transportiert. Wer also den Körper mit Sauerstoff, sprich: mit Energie, versorgen will, muss die Lungenkapazität ausnutzen, muss tief ein- und ausatmen, und das regelmäßig. Am besten ist es dabei übrigens, durch die Nase einzuatmen und nach dem Ausatmen eine kleine Pause einzulegen. Nicht umsonst haben schon unsere weiblichen Vorfahren bei emotionalen und sonstigen Krisen erst einmal „tief durchgeatmet“. Auf diese Weise tanken wir Sauerstoff und beruhigen nicht zuletzt die geschundenen Nerven. Wenn es ganz hart kommt: atmen und dabei zählen. Das lenkt ab – und beruhigt den Geist.

GESUND DURCH DEN TAG

Herrlich, die Sonne!

„Ihr, die ihr so gleichgültig seid gegen die Natur um euch, gegen Ursache und Wirkung aller Lebenserscheinungen, lernt die Sonne mit dankbaren Blicken begrüßen und verlacht jene Völker nicht, welche die Sonne anbeteten.“ (Anna Fischer-Dückelmann, 1905)

Sonnenlicht ist einer der wichtigsten Gesundheitsfaktoren, die es gibt: für den Körperstoffwechsel, für die Knochen, für die Nerven. Schon lange bekannt ist die Bedeutung des Sonnenlichts für die Produktion von Vitamin D, einer Gruppe von fettlöslichen Vitaminen, die vielfältige Funktionen für den Stoffwechsel haben. So zum Beispiel für den Knochenstoffwechsel: Vitamin D ist beispielsweise erforderlich, um Kalzium aus dem Darm aufzunehmen und in die Knochen einzulagern. Anna Fischer-Dückelmann hat ganz Recht, wenn sie die Bedeutung des Sonnenlichts hervorhebt. Gerade wer sich Tag für Tag in geschlossenen Räumen aufhält sollte die „Sonne mit dankbaren Blicken begrüßen“ und möglichst oft ans Licht gehen. Mindestens in den warmen Monaten also täglich 30 Minuten raus an die frische Luft und in die Sonne gehen, aber direkte starke Sonneneinstrahlung vermeiden – dann kann man auf Sonnenschutzmittel verzichten.

Bewegung im Freien

„Alle Arbeiten im Freien, Gartenarbeit, Feldarbeit, Holzarbeit u.a., ferner Spazierengehen, Wanderungen, Bergsteigen, Skifahren, Eislaufen, Rudern, Schwimmen, Ballspielen usw. tragen zur Gesundheit bei, wie sie den Blutkreislauf und Stoffwechsel fördern.“ (Maria Schlenz, 1935)

Es ist mittlerweile landläufig bekannt: Bewegung baut Stress ab, erhöht die Lebenserwartung, verbessert die Knochendichte und senkt das Risiko zahlreicher Erkrankungen, so zum Beispiel Depressionen. So gut Bewegung bei Pilates und Zumba in geschlossenen Räumen auch ist – wenn man sich zusätzlich auch noch draußen an der frischen Luft und vor allem bei Tageslicht bewegt, freut sich der Körper besonders über Luft und Licht. Empfehlenswert sind aus heutiger Sicht 30 Minuten Bewegung am Tag, möglichst in den individuellen Alltag integriert.

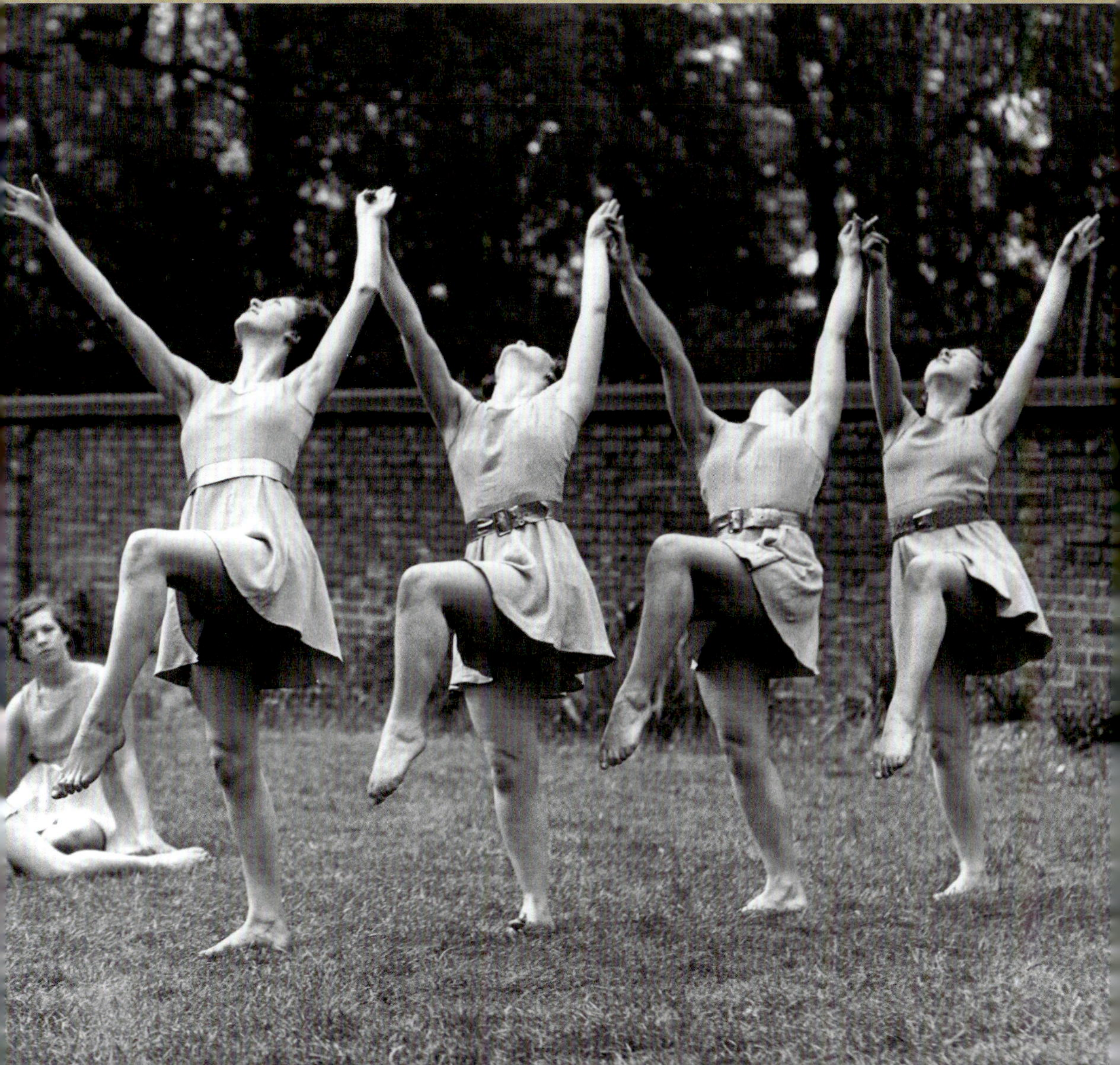

Kleines Instrument zur Selbstkontrolle: der Schrittzähler. 10.000 Schritte am Tag helfen nachweislich, Beschwerden wie Bluthochdruck und Diabetes, Osteoporose, Depressionen und die unerfreuliche Gewichtszunahme zu mindern. Ganz nebenbei: Hausfrauen schneiden – zwischen Supermarkt, Schule, Einkaufen und Gassigehen – weitaus besser ab als jeder Manager am Schreibtisch.

Haferbrei zum Frühstück

Schon die naturheilkundige Grete Flach lobte den Haferbrei für kleine Kinder. Aber auch für „große Kinder" ist der Hafer ein wunderbares Getreide, beispielsweise als Frühstücksbrei. Hafer ist nahrhaft und wärmend, versorgt den Körper mit Eiweiß, Fett, Kohlenhydraten, Ballaststoffen, Mineralien und vor allem mit den nervenstärkenden B-Vitaminen. Hafer wird sogar in homöopathischen Mitteln gegen Schlaflosigkeit eingesetzt. Er ist magenfreundlich, daher gut geeignet für Säuglinge, alte Menschen wie auch hilfreich in der Magenschonkost.

Frühstücken ist wichtig – für Erwachsene ebenso wie für Kinder. Studien zeigen: Kinder, die frühstücken, sind nicht nur schlanker, sie verzeichnen auch bessere schulische Leistungen. In vielen Ländern stellen Müttern ihren Kindern zum Frühstück einen warmen Getreidebrei vor die Nase: in Deutschland den Haferbrei, in Russland die Buchweizengrütze Kascha, in Teilen Afrikas einen Hirsebrei, in Asien Congee, eine warme Reissuppe. In Schottland wird Porridge, in Wasser gekochter Hafer, mit Salz und braunem Zucker zubereitet. Dazu gibt es traditionell eine Schüssel mit Milch, Sahne oder Buttermilch, in die der Löffel mit dem Haferbrei einfach hineingetaucht wird.

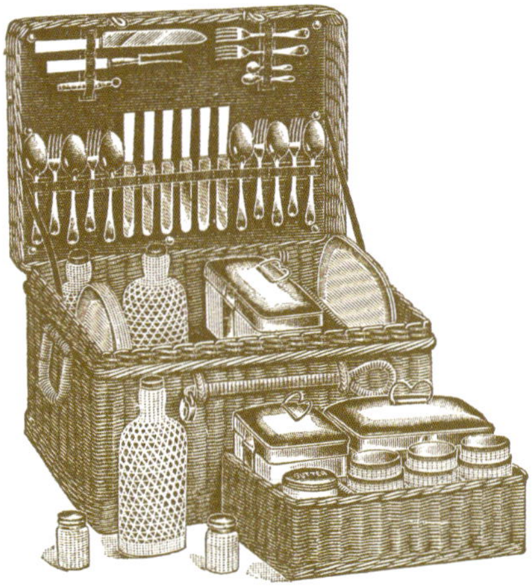

Hafer und Haferflocken sind hervorragend für das Frühstück geeignet: Der Blutzucker steigt langsam und bleibt konstant, das Frühstück sättigt, ohne müde zu machen, und bietet eine gute Grundlage für den Tag. Auch wenn Hafer Gluten enthält, wird er bei Glutensensitivität oft besser als Weizen vertragen. Ansonsten kann man hervorragend auf Hirse, Reis oder Buchweizen, die alle glutenfrei sind, ausweichen.

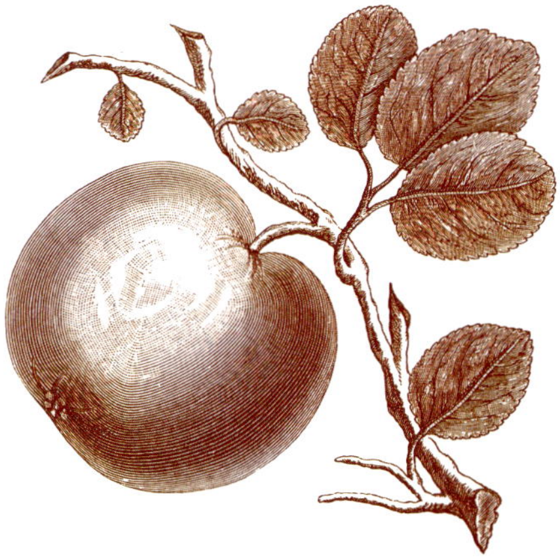

Für 1 Portion: 2–3 EL Hafer-, Reis- oder Hirseflocken (bei halbstarken Söhnen mehr!) in 150–200 ml Wasser aufkochen, zugedeckt einige Minuten quellen lassen, 1 Prise Salz, Honig oder braunen Zucker nach Belieben zugeben. Mit Milch, Reis- oder Mandelmilch, Sahne, Sojasahne oder Fruchtsaft servieren. Alternativ Getreideflocken „ohne Kochen" verwenden.

Frisch gepresster Orangensaft

Bei manchen gibt es ihn nur zum Sonntagsfrühstück, bei anderen jeden Tag: das Glas frischgepressten „O-Saft". Orangensaft ist vor allem ein Vitamin-C-Spender, ein 0,2 l Glas davon enthält über die Hälfte des täglichen Bedarfs, Mineralstoffe und Spurenelemente kommen hinzu. Täglich frisch gepressten Orangensaft zu trinken stärkt das Immunsystem und wirkt zudem antioxidativ.
Kleiner Tipp: Wer morgens noch munterer werden will, der sollte den Orangensaft mit Grapefruitsaft mischen. Sauer macht lustig, bitter macht lebenslustig, so sagt man in der Naturheilkunde. Aber bitte beachten: Diejenigen, die immer etwas frösteln, sollten im Winter auf frisch gepresste Zitrussäfte verzichten, sie wirken energetisch kühlend. Außerdem keinen Grapefruitsaft während einer Krebsbehandlung trinken, es kommt zu Interaktionen.

„Bütterchen" mit auf den Weg

Es gibt solche und solche „belegten Brote". Sicher ist, das Brot schmeckt am besten von einem Bäcker, der dem Brotteig Zeit gibt, zu gehen, damit der Nährwert bleibt besser erhalten bleibt. Butter – ja! Alternativ bieten sich Nussmuse an. Vegetarische Aufstriche gibt es heute in jeder nur denkbaren Variante. Etwas Senf in der Lieblingsgeschmacksrichtung oder Meerrettich zu Käse, Wurst oder Schinken reichen, die hier enthaltenen Senföle fördern die Eiweiß- und Fettverdauung. Gurke, Radieschen, Kresse oder Salat geben dem Butterbrot knackige Frische. Frischkäse durchfeuchtet nicht und schmeckt lecker. Ungewöhnliche Kombinationen, zum Beispiel kleingeschnittene Softfeigen und Schimmelpilzkäse, bringen ebenso Abwechslung wie Schafskäsezubereitungen, Walnusspasten oder Auberginenmus aus dem türkischen und arabischen Lebensmittelhandel. Die Liebe, mit der Mutter oder Großmutter das „Bütterchen" zubereitet haben, schmeckt man natürlich auch.

Der Apfel für unterwegs

Auch wenn Eva an allem „schuld" war: Als Frau darf man Mann und Kindern ruhig einen Apfel zustecken. Er ist gesund und lässt sich gut aus der Hand essen. Der Ausspruch von Elizabeth Mary Wright aus dem Jahr 1913 „One apple a day keeps the doctor away" hat durchaus seine Begründung. Äpfel sind gesund, sofern keine Allergie vorliegt, wenn das Obst nicht gespritzt oder gewachst ist und möglichst reif geerntet wird: Die noch nicht in Zucker umgewandelte Stärke in unreifen Äpfeln macht diese wie auch anderes Obst schwer verdaulich. Vitamine und weitere wertvolle Inhaltsstoffe stecken direkt unter oder in der Schale. Wer also den Apfel als Vitaminspender verwenden möchte, sollte ihn möglichst roh essen und genießen.

Roh verarbeitet schmecken Äpfel in Möhren-, Pastinaken- oder Sellerierohkost, in Kartoffelsalat (siehe Seite 135) oder Sauerkrautsalat. Gedünsteter Apfel, Apfelkompott (siehe Seite 143) und Apfelmus sind leicht verdaulich und magenfreundlich. Sie sind außerdem eine köstliche Ergänzung, so zeigen es alte Kochbücher immer wieder, zu Grießbrei, Reisaufläufen, Kartoffelpuffern, Nudeln und zahlreichen anderen Gerichten (siehe Seite 136/137).

Der tägliche Löffel Honig

„Ein besonders wertvolles Nahrungsmittel bilden der Fruchtzucker des Obstes und der Invertzucker des Honigs, die stets mit Mineralsalzen, Eisen und Kalk verbunden sind." (Clara Ebert, 1927)

Seit Menschengedenken wird Honig genossen und genutzt, schon die alten Ägypter berichten immer wieder vom Honig und auch von seinen Heilwirkungen. Die Germanen vergoren Honig und Wasser zu Met, das es 30 Tage nach der Hochzeit in den Flitterwochen gab, daher die Bezeichnung „honeymoon". In der häuslichen Apotheke wurde Honig mit Kräutern versetzt, in Wein gelöst, zu Salben verarbeitet, gegen Husten und äußerlich bei Wunden eingesetzt.

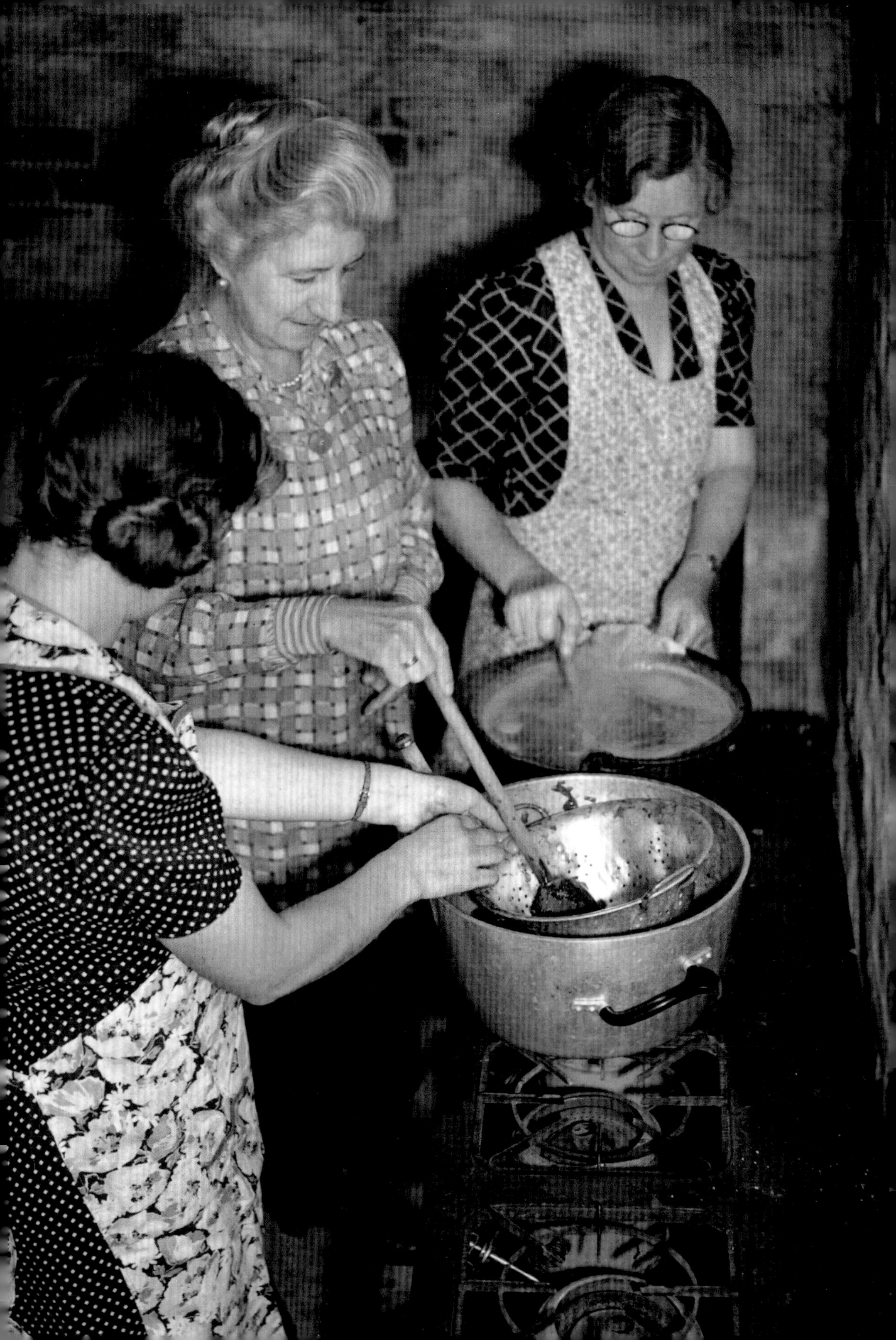

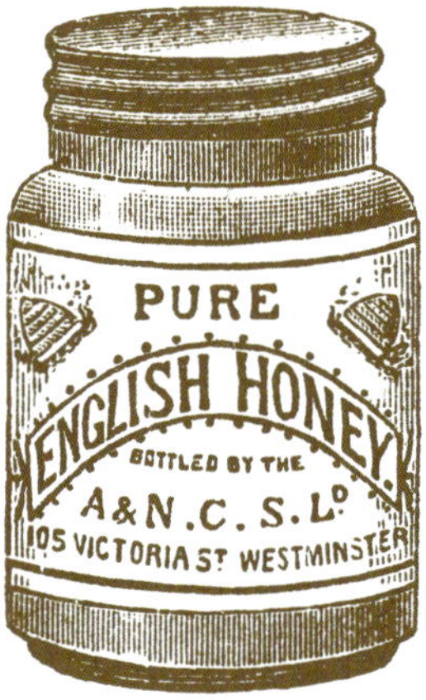

Honig schmeckt nicht nur, er konserviert, desinfiziert und heilt. Ob in der türkischen, arabischen oder persischen Küche, ob in Spanien, Italien oder Portugal: Vielerorts wird Honig zum Süßen, zur Aromatisierung und zur Stärkung eingesetzt, oft in Kombination mit gemahlenen Nüssen und Gewürzen. Davon können wir lernen und damit den hohen Zuckergehalt, der in vielen Zubereitungen unserer Großmütter zu finden ist, reduzieren. Wichtig ist, Honig von einheimischen Imkern zu kaufen, der seine Bienchen hegt und pflegt, ihnen Honig für die eigene Ernährung lässt und sie nicht scheucht. Täglich einen Löffel Honig essen, aber keine Gabe von Honig an Babys unter einem Jahr – in seltenen Fällen kann es hier zum lebensbedrohlichen Säuglingsbotulismus kommen.

Schlaf gut!

„Im übrigen sollte man es beim Schlafen so halten wie in den Ferien: Man lege das Sorgenbündel bei Seite. Man denke nicht an den vergangenen Tag und nicht an den kommenden." (Lilly Wiesner, 1945)

Der Schlaf ist die wichtigste Regenerationsquelle, die wir haben. Acht Stunden Arbeit, acht Stunden Freizeit, acht Stunden Schlaf, so sähe es idealerweise ganz ausgewogen aus. Wer nicht gut schläft, kommt auch nicht gut durch den Tag. Das aber ist leider häufig der Fall: Jeder Fünfte Deutsche leidet unter Ein- und Durchschlafstörungen, 40 Prozent aller Frauen sind betroffen. Das liegt vermutlich an Hormonstörungen und Stress. Schlaf ist ein komplexes Phänomen. Rituale helfen zumindest, zur Ruhe zu kommen. Was wir noch von unserer Großmutter wissen: lüften, sich in Ruhe fertig machen, vielleicht das Bett vorwärmen. Einen Tee trinken, aus Melisse und Hopfen, wobei Melisse die Nerven stärkt und Hopfen hormonell ausgleichend wirkt (Rezept siehe Seite 64). Ein wenig Tagebuch schreiben. Und dann, wie Lilly Wiesner schreibt, das Sorgenbündel zur Seite legen und ruhen.

Ein Glas Wasser für alle Fälle

Eine gute althergebrachte Hilfsmaßnahme für alle Fälle ist, ein Glas Wasser zu trinken: nach langem Stehen, bei Kopfschmerzen, Müdigkeit, Schwächeattacken oder Schwindel. Denn im Wasser ist Sauerstoff enthalten, der zum Beispiel hilft, wenn das Gehirn unterversorgt ist. Durch das Trinken als Erste-Hilfe-Maßnahme wird nicht nur Sauerstoff zugeführt, vor allem wird auch das Volumen des Blutes erhöht. So kann es – gerade bei niedrigem Blutdruck oder kleinen Kreislaufabsackern – wieder besser „bergauf" entgegen der Schwerkraft bis hoch in den Kopf gepumpt werden, um dort für klare Gedanken zu sorgen. Das gilt übrigens nicht nur für kreislauflabile junge Mädchen in der Wachstumsphase. Ein kleiner Tipp für die Selbstkontrolle: Ist der Urin dunkelgelb, sollte auf jeden Fall getrunken werden.

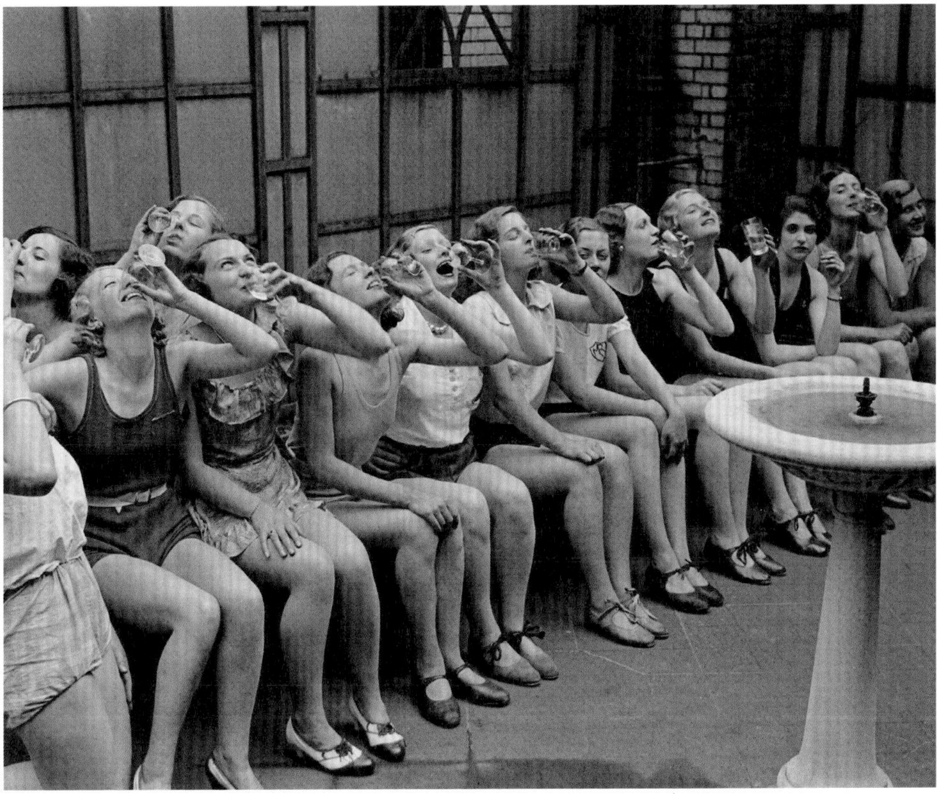

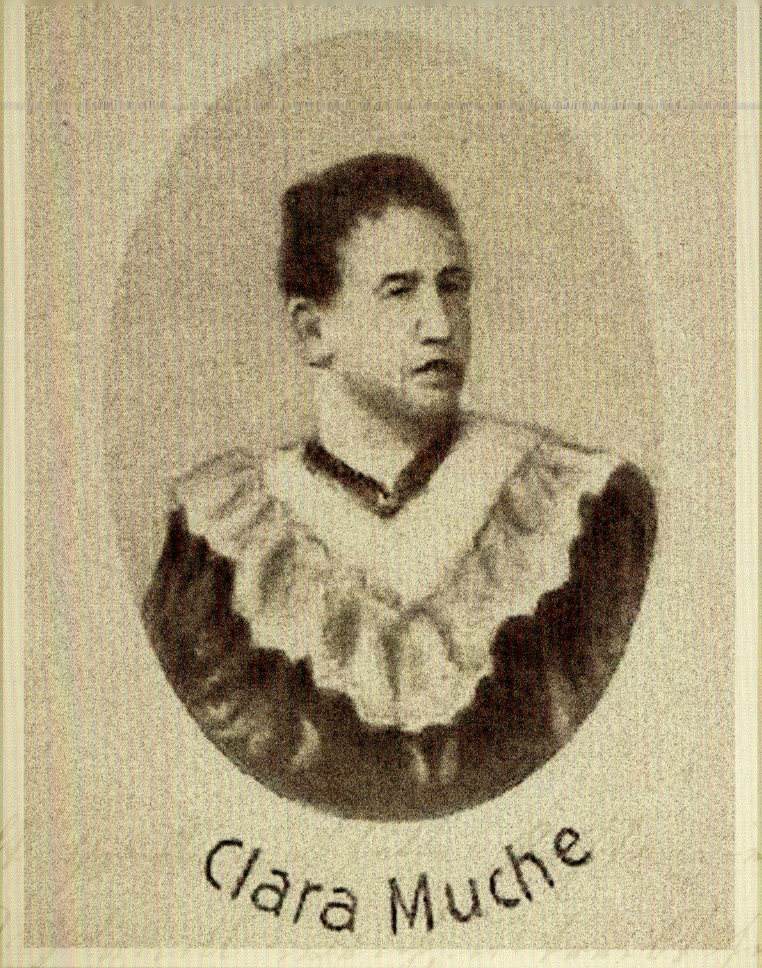

Clara Muche

„Nur wenn die Frau auch in der Ehe eine Freiheit bleibt, sich versagen und gewähren darf nach eigenem Willen, bleibt die Liebe erhalten in unveränderter Kraft." (Klara Muche, 1905)

KLARA MUCHE

Klara (Clara) Muche (1850–1926) ist neben der Ärztin Anna Fischer-Dückelmann die einzige deutsche Frau, die im internationalen Bestseller *Das neue Heilverfahren. Lehrbuch der naturgemäßen Heilweise und Gesundheitspflege* (1888) von Friedrich Eduard Bilz (1842–1922), ein „Stammvater" der Naturheilkunde, aufgeführt wird.

Über Klara Muche selbst, der „Vorkämpferin der Naturheilbewegung", weiß man nicht viel. Vermutlich besuchte sie das Lyzeum, absolvierte ein Lehramtsstudium, war verheiratet und hatte mindestens eine Tochter. Im 1888 gegründeten *Deutschen Bund der Vereine für Gesundheitspflege und arzneilose Heilweise* hielt sie Vorträge, veranstaltete Kurse für Frauen und publizierte darüber hinaus in großem Umfang, so etwa ihre Titel *Über den physischen und moralischen Einfluss der Mutter auf ihr Kind vor der Geburt* (1889), *Ursache, Verhütung und Behandlung der allgemeinsten Frauenleiden* („Damen"-Vortrag, 1897), *Geschlechtsleben/Partnerschaft. Hygiene der Ehe* (um 1900) oder *Was hat eine Mutter ihrer erwachsenen Tochter zu sagen* (1900).

In ihren Büchern wandte sich Klara Muche in besonderem Maße an Frauen, forderte sie auf, mehr Verantwortung für die eigene Gesundheit und die Gesundheit von Kindern und Familie zu übernehmen. Unermüdlich illustrierte sie immer wieder die Bedeutung von Hygiene und gesunder Lebensführung. All das tat sie gerne in ihren „Damenvorträgen". Die Männerwelt sah dies nicht gern. Als Klara Muche 1894 in Eisleben zum Thema *Wie erziehen wir unsere Töchter für ihren natürlichen Beruf?* halten wollte, wurde ein Polizeikommissar einbestellt. Die Begründung: Der Herr Bürgermeister hielte, „wenn in Frauenvorträgen über das ‚Unwohlsein der Frauen' und ähnliche ‚delikate' und ‚anstößige' Sachen geredet würde, im öffentlichen Interesse eine polizeiliche Überwachung für nötig".

Klara Muche appellierte immer wieder an Frauen ihrer Generation, verstärkt auf sich zu achten, um so für andere da sein zu können.

Eine Auszeit nehmen

„Es ist von großer Wichtigkeit, daß eine Hausfrau und Mutter auch in der Gesundheitspflege nicht ganz unerfahren sei und bei eintretendem Unwohlsein, feuchten Krankheitsanfällen oder Verletzungen durch eine richtige Wahl von Hausmitteln und durch guten Rat das Übel zu lindern oder ganz zu beseitigen wisse."

Hedwig Dorn, Erzieherin und Autorin

Wie wichtig es für Frauen ist, für die eigene Gesundheit, Energie und Nervenstärke zu sorgen, wurden schon Autorinnen alter Gesundheitsratgeber wie Klara Muche, Maria Schlenz oder Hope Bridges Adams Lehmann nicht müde zu erklären. Das Wohl der Familie hänge vom Wohl, der Energie und Tatkraft der Mutter ab: „Ist die Mutter – die Frau – gesund und tatkräftig, dann sorgt sie auch für die Gesundheit der Kinder und des Mannes.“ (Maria Schlenz, 1935). Hatten Frauen damals ohne Frage ein in mancher Hinsicht anstrengendes Leben, klagen heute viele Frauen trotz zahlreicher Erleichterungen und veränderter Rollen völlig zurecht über depressive Verstimmungen, Erschöpfung oder gar Burnout. Wer erschöpft, niedergeschlagen oder überfordert ist, empfindet die täglichen Anforderungen als Belastung. Obwohl Probleme und Bewältigungsstrategien sicherlich anders aussehen als früher, so ist der Anspruch an die Frauen, physisch und psychisch eigene Ressourcen zu stärken, zeitlos. Und wir wollen festhalten: Das gilt auch für das eigene Wohlbefinden und die Umsetzung persönlicher Vorhaben.

ZEIT FÜR MICH GEWINNEN

Eine gute Übung für das eigene Zeitmanagement ist, in einem Kreis mit 24 „Kuchenstücken" den tatsächlichen Tagesablauf zu dokumentieren: Was tue ich wann? Das gleiche als Wunschmodell aufbauen. Wie lange würde ich gerne schlafen, relaxen, mit der Familie verbringen? Sich dann fragen: Wo lässt sich Zeit sparen? Mal ehrlich: Sind 10 Minuten für eine Kurzentspannung oder 20 Minuten für einen zügigen Spaziergang im Tagesprogramm nicht doch drin?

Was aber verursacht Erschöpfung, Depression, Überforderung? Die Anforderungen einzelner Tätigkeiten, wie sie früher das Kochen, Bügeln und Waschen darstellten, sind es nicht allein. Burnout-Forscher sehen nicht zuletzt idealisierte Rollenbilder und übersteigertes Pflichtgefühl als Auslöser. Wer Arbeit, Familie und soziale Aufgaben unter einen Hut zu bringen versucht, hat im wahrsten Sinne pausenlos zu tun. Im modernen Alltag finden sich wenig Auszeiten, kaum noch „Feierabende". Sie aber sind wichtig: Zeiten, in denen man regeneriert und die Batterie wieder auflädt – inklusive Zeit zum Lachen, damit wieder „Sonnenschein ins Haus" einkehrt! Ratsam ist, Regenerationsphasen in den täglichen Ablauf einzubauen und diese nicht nur an einem Stück zu nehmen.

Mittagsschläfchen halten

„Der Schlaf ist die Fürsorge der Natur für die Erholung des Körpers, für die Erneuerung alles dessen, was während des Wachens fortwährend verbraucht wird." (Maria Schlenz, 1935)

Ein Mittagsschlaf nach dem Essen ist heute nicht mehr ganz so einfach zu realisieren – in mediterranen, subtropischen und tropischen Ländern aber ist die Siesta, ein Schläfchen nach dem Mittagessen, gang und gäbe. Die berühmte „Siesta-Studie" von 2007 wurde von einem leidenschaftlichen Vertreter der Mittagsruhe und griechischen Präventivmediziner von der Harvard University in Zusammenarbeit mit der Universität Athen durchgeführt. Sie untersuchte über sechs Jahre mehr als 23.000 Probanden und konnte belegen, dass das Risiko, an Herz-Kreislauf-Erkrankungen zu sterben, um mehr als ein Drittel sinkt, wenn man sich dreimal pro Woche 30 Minuten nach dem Mittagessen hinlegt. Ob im Job oder zu Hause – ein „Power-Nap" oder einfach einmal 15 Minuten abzuschalten sind für den Menschen als „rhythmisches" Wesen eine echte Energiespritze.

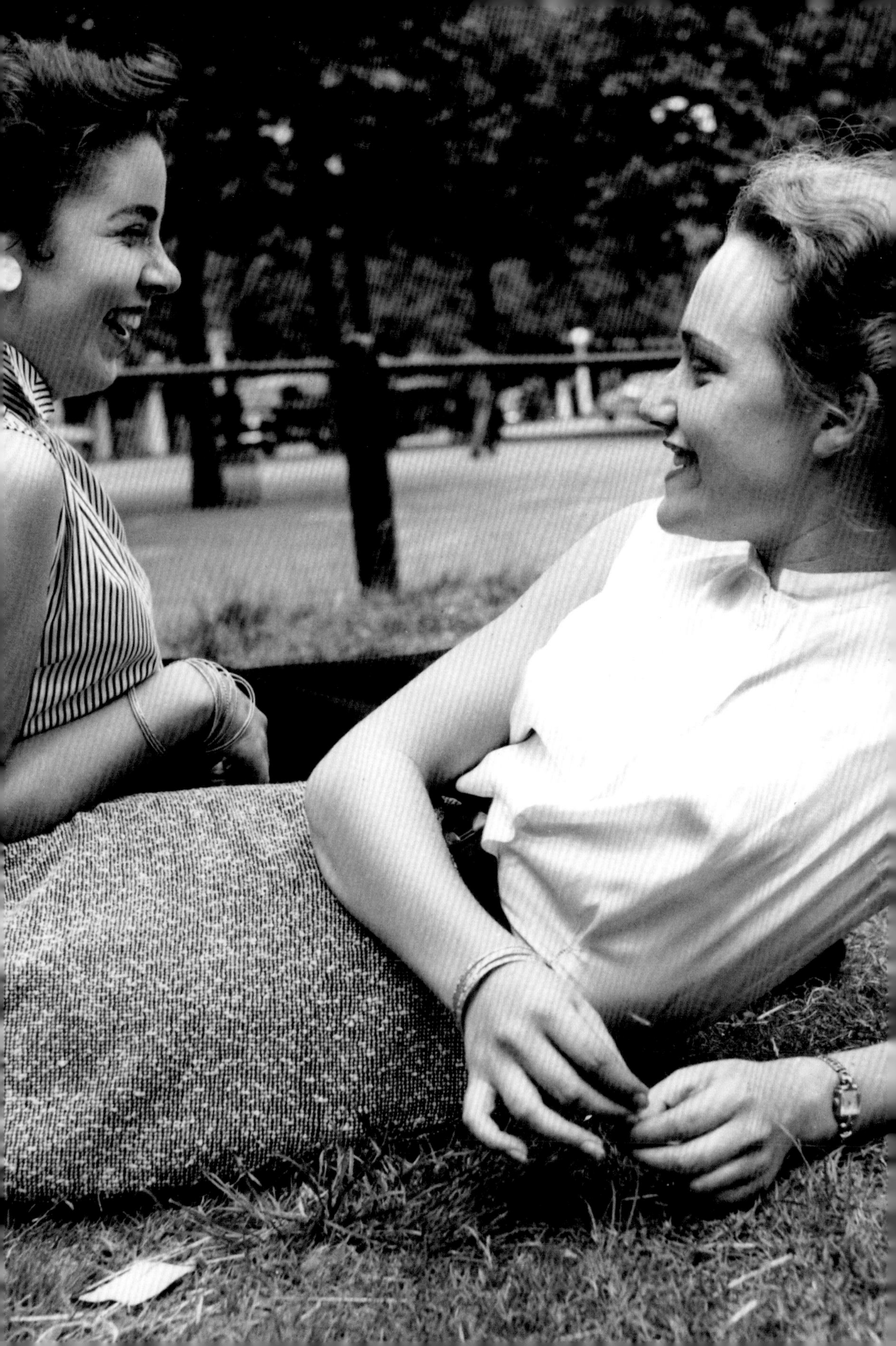

HERRLICHES BADEN

„Es muss eine Menge Dinge geben, gegen die ein heißes Bad nicht hilft. Aber ich kenne nicht viele." (Sylvia Plath)

Wie wunderbar, in der gefüllten Wanne zu versinken, in Schaumbergen, die zudem noch nach Mandarine, Lavendel, Sandelholz oder Rose duften! Ganz klar: Beim Baden in der heimischen Wanne geht es um weit mehr als die Körperreinigung, sondern um Wärme, Pause, Entspannung, Erholung für den ganzen Körper. Morgens wird zumeist kurz geduscht, aber an besonders stressigen Tagen oder wenn das Wochenende ansteht, ist ein entspannendes Bad, am besten mit Musik oder einem Glas Rotwein und romantischem Kerzenlicht quasi wie eine Verabredung mit sich selbst. Bei Wärme erweitern sich die Blutgefäße, die Haut wird durchblutet. Das Herz schlägt schneller, die Muskelspannung sinkt, die Bronchien erweitern sich, Schweiß- und Sekretbildung werden angeregt. Wärme wirkt entspannend und entkrampfend. Zusätze im Bad pflegen die Haut, regen den Hautstoffwechsel an oder werden sogar über die Haut aufgenommen. Die in vielen Badezusätzen enthaltenen ätherischen Öle lösen sich bei Dampf und Hitze auf und erreichen zusätzlich über die Nase das Gehirn, um dort Frieden, Ruhe, Heiterkeit oder Erotik zu verbreiten, ganz nach individuellem Wunsch. All das macht das warme Bad zum Rundum-Sorglos-Paket für den Feierabend.

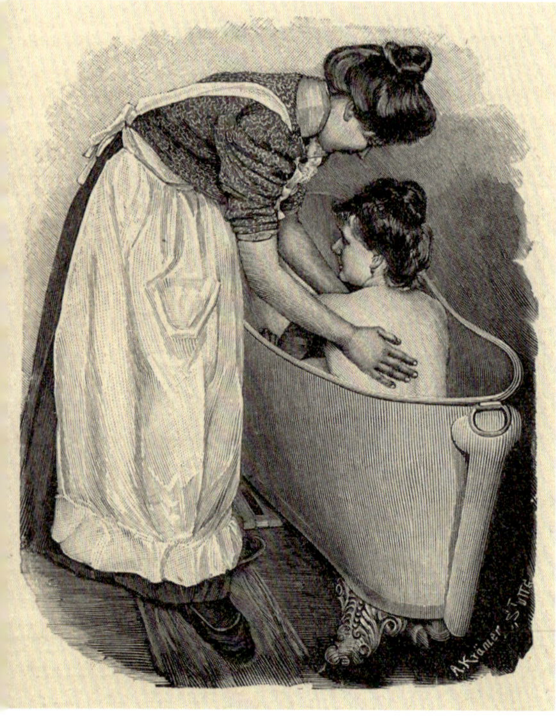

Übrigens: In Afrika massiert man sich vor dem Bad mit Sheabutter, in Indien mit warmem Sesamöl ein. Das wirkt entgiftend und schont die Haut, hinterlässt aber meistens einen fettigen Film im Wannenboden. Wer das nicht möchte, sollte sich regelmäßig nach dem Bad eincremen, damit die Haut nicht austrocknet.

MAL LOCKER MACHEN

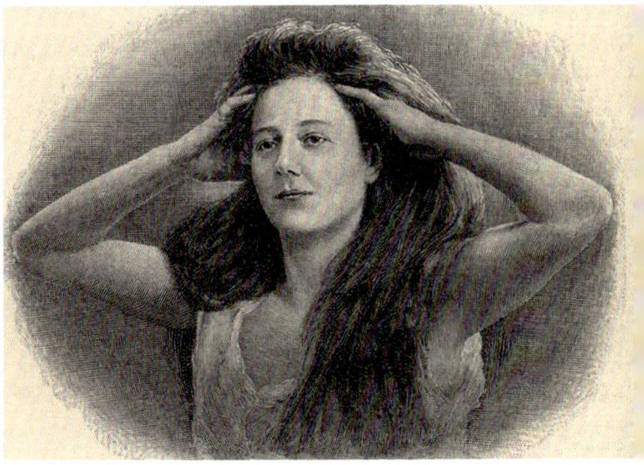

„Tue deinem Leib etwas Gutes, damit deine Seele Lust hat, darin zu wohnen." (Teresa von Avila)

Viele sehen in der Massage eine probate Therapie für den Krankheitsfall. Man sollte Massagen jedoch auch als eine besonders effektive Methode der Gesundheitsvorsorge und -fürsorge verstehen. Gerade, wer viel sitzt, neigt zu Verspannungen. Landläufig bekannt ist, dass Stress zu einer Anspannung der Muskeln führt, oft ganz unmerklich. Die Arbeit am Computer wirkt sich negativ auf die Nackenmuskulatur aus und der untere Rücken ist oft nicht ausreichend trainiert. Grund genug, alles einmal ordentlich durchkneten zu lassen!

Neben dem positiven Effekt auf die Muskulatur ist die Bedeutung der Faszien ins Augenmerk der Forschung geraten. Sie umhüllen als eine Art Bindegewebsstrukturen Muskeln, Knochen und Organe und sollten geschmeidig sein und bleiben, denn sie sind wichtig für Beweglichkeit und Kraft.

Haut und Bindegewebe samt Faszien und Muskeln werden bei der Massage ordentlich durchgearbeitet und bewegt. Die Durchblutung wird angeregt, der Abtransport von Stoffwechselendprodukten verbessert. Ruhe und Wärme wirken zusätzlich entspannend. Kurzum: Eines der besten Geschenke, das man sich wünschen oder anderen überreichen kann, ist ein Massage-Gutschein. Eine gute Investition!

ALTE ZÖPFE ABSCHNEIDEN

Frau fühlt sich nicht wohl und der Blick in den Spiegel offenbart es: diese Haare! Nichts geht mehr. Da hilft nur eins – ab zum Friseur des Vertrauens. Der Friseursalon ist natürlich in erster Linie Salon, aber auch Infobörse und vor allem Psychotherapiepraxis. Würden Friseure und Friseurinnen aus dem Nähkästchen plaudern, hätten sie viel zu erzählen, aber sie tun es nicht. Von Kurzentschlossenen, die nach einem Einschnitt im Leben mittels Kurzhaarschnitt „alte Zöpfe" abschneiden. Von jenen Frauen, die über Jahrzehnte den gleichen Pagenkopf geschnitten haben wollen, am besten vom gleichen Friseur. Und von anderen Frauen, die mal rot, mal schwarz, mal Strähnchen ausprobieren, mal wuscheligen

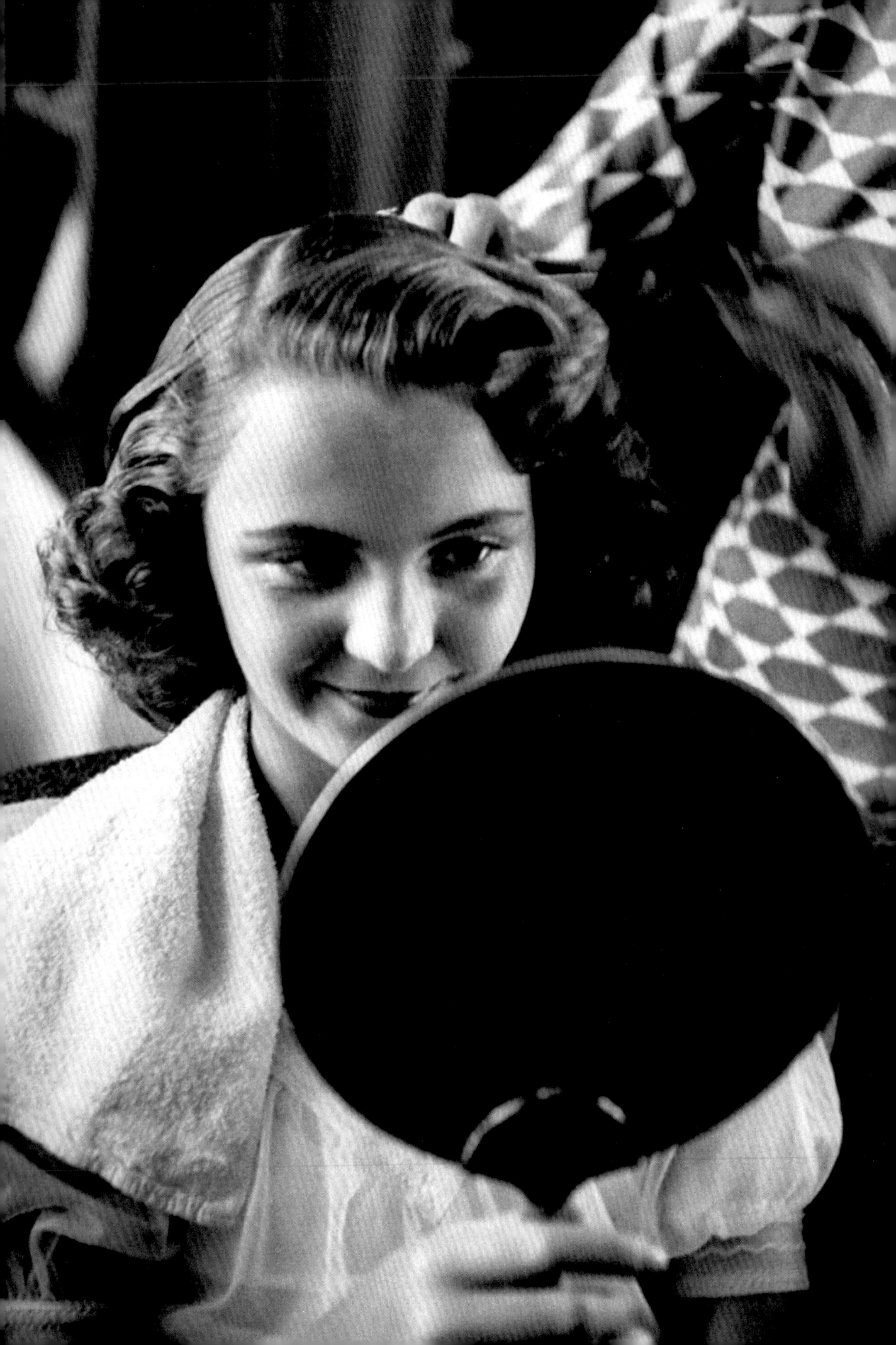

Bubikopf oder lange Mähne, weil sie sich einfach gerne neu erfinden. Hingehen, sich verwöhnen lassen, den Latte macchiato genießen, Illustrierte lesen, die man sich nie kaufen würde und die Kopfmassage genießen. Das neue Selbstbewusstsein spüren, wenn man aus dem Laden tritt – all das ist Zeit für sich, die gut tut und Spaß macht. Ob gelegte Haare oder Dauerwelle, Pixie-Schnitt oder Bob – ein Friseurbesuch war und ist neben Schuhekaufen sicherlich die beliebteste und eine der wirkungsvollsten Formen weiblicher Selbstfürsorge.

Zeit für Luxus sollte hin und wieder sein: in den Kosmetiksalon gehen, sich eine Stunde peelen, cremen und verschönern lassen, auch wenn nicht jede Woche Zeit dafür ist. Der Besuch ist eine wahre Wohltat, für Gesicht und Hände, für Haut und Seele. Alternativ in einer kleinen Heimsession Gesicht und Hände mit Kopfdampfbad, Peeling, nährender Maske und Handpackung pflegen. Viele Tipps dazu gibt es im Kapitel „Schön sein und bleiben“ (siehe ab Seite 108).

WOLLHEMDCHEN IM WINTER

Ida Hofmann, Klara Muche und Anna Fischer-Dückelmann versuchten ihre Leserinnen davon zu überzeugen, dass lockere, bequeme Kleidung im Gegensatz zu Korsett & Co. Frauen Beweglichkeit, Beinfreiheit und unbegrenzte Atmung ermöglicht. Die Kleidung sollte aus natürlichen Geweben sein: Baumwolle, Leinen, Wolle, Seide. Auch heutzutage ist das wärmende Unterhemdchen aus Merinowolle, vielleicht sogar mit einem Seidenanteil, wie eine zweite Haut. Gerade im Winter wärmt Wolle wunderbar, ist aber gleichzeitig atmungsaktiv und wirkt ausgleichend auf den Wärmehaushalt. Als „Hülle“ schützt hochwertige Unterwäsche mit Wollanteil vor Zugluft und Kälte, das Unterhemd hält die Nierenregion und die wollenen Unterhosen halten die Blasenregion warm.

Keine Angst vor „Liebestötern“! Es gibt Figurformendes aus Wolle in allen Farben, mit Spitze und als kesse Hipster. Wer lieber recyclen möchte, schneidet eine ausgediente Strumpfhose auf beliebiger Höhe ab, näht sie mit Zick-Zack-Stich um oder bringt sie zur Änderungsschneiderei – fertig ist die Wollunterhose.

BETTHUPFERL UND SCHLAFTRUNK

Betthupferl, das sind kleine Süßigkeiten, die man abends vor dem Zähneputzen naschen darf. Nach einem langen Tag, vor der Nachtruhe, als Teil des abendlichen Rituals. In vielen Hotels liegen die kleinen Schokolädchen auf dem Kopfkissen, gegen die Einsamkeit und für süße Träume.

Milch mit Honig ist vielleicht nicht direkt ein Betthupferl, enthält aber doch, wenn auch in überschaubarem Maße, schlaffördernde Inhaltsstoffe. Dabei handelt es sich vor allem um L-Tryptophan, eine Aminosäure, die außer in Milch auch in Mandeln enthalten ist. Sie dient als Baustein für das „Glückshormon" Serotonin. Auch das schlaffördernde Hormon Melatonin ist in der Milch enthalten. Der Honig wiederum liefert Zucker, welcher die Aufnahme von Tryptophan fördert. Honig enthält zudem viele B-Vitamine und Mineralien, die sich günstig auf die Nerven auswirken. Und überhaupt: Erinnert eine warme, süße Milch nicht sehr an überaus glückliche Momente der Kindheit, Zeiten der Geborgenheit und Ruhe? Milch, Honig und Mandeln sind also perfekte Betthupferl-Zutaten, aber auch Marzipan und Schokolade oder Gewürze wie Vanille, Zimt, Kardamom und Lavendel. Ob warmer Kakao mit Vanille und Zimt, ob Lavendeltee mit Honig und Kardamom, ob Mandel-Honig-Bällchen im Schokomantel – sie bescheren uns geruhsame Nächte.

LAVENDELSÄCKCHEN UND WÄSCHEDUFT

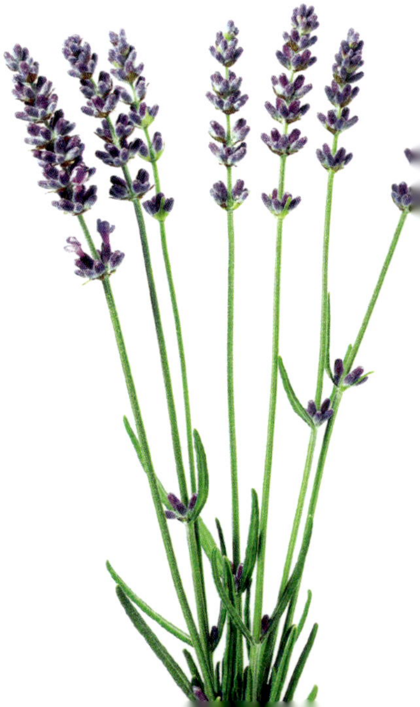

„Düfte sind wie die Seele der Blumen, man kann sie fühlen, selbst im Reich der Schatten." (Joseph Joubert)

Lavendelduft versetzt uns in die Provence an einem sonnigen Nachmittag, er wirkt beruhigend und entspannend. Aufgrund dieses Effekts wird Lavendel wahrscheinlich äußerlich gegen Schmerzen und Migräne angewendet. Daneben vertreibt das ätherische Öl des Lavendels (er enthält mindestens 1,5 Prozent davon) praktischerweise auch Insekten und Kleidermotten. So haben sich Lavendelsäckchen über viele Jahrhunderte als Mittelchen etabliert, um der Wäsche einen angenehmen Duft zu verleihen.

Wichtig zu wissen: Es gibt verschiedene Lavendelarten und nur der echte Lavendel (Lavandula angustifolia) hat die bekannten Wirkungen auf das Nervensystem, stoppt das Gedankenkarussell und mindert Angstgefühle. Gegen unliebsame Gäste im Kleiderschrank wirken etwa der Speiklavendel oder der Schopflavendel. Wildformen duften und wirken intensiver als Kulturpflanzen, außerdem sollten Lavendelblüten immer ungespritzt sein. Die Blüten sind in guten Kräuterhäusern oder in auf Phytotherapie spezialisierten Apotheken erhältlich, sie sollten violett ausschauen und nicht „gräulich" und zudem intensiv duften.

Wäschesäckchen zaubern

Blüten in ein Stoffsäckchen aus Leinen füllen oder einfacher: schöne alte Leinenservietten mittig mit Lavendelblüten füllen und mit einem ausgefallenen Schmuckband fest verschließen. Das Kissen regelmäßig kneten und mit naturreinen Duftölen (echter Lavendel wird zum Beispiel als „Lavendel extra" oder „Lavendel fein" angeboten, ein Hybrid aus echtem Lavendel und Speiklavendel als „Lavandin") intensivieren. Alternativ duftende Seifen zwischen die Wäsche legen. Wer Lavendel nicht mag, wählt eine andere Duftnote, sollte dann aber einige Zedernholzscheiben gegen Insekten dazulegen.

TRÖSTERCHEN

Das gibt es in vielen Familien: kleine Geschenke für Geschwisterkinder, damit sie beim Geburtstag von Schwester oder Bruder nicht ganz leer ausgehen. Damit sie lernen, dass jeder einmal irgendwann dran ist und die anderen warten müssen. Das kann ein kleine Schokolade oder der Lieblingspudding sein.

Auch immer dann, wenn es Kummer oder Schmerz gibt und wenn man einen besten Freund zum Kuscheln braucht, können Trösterchen wie kleine Stofftiere gute Dienste leisten. Dies gilt auch für große Mädchen. Nicht zuletzt sind Trösterchen, Maskottchen oder Glücksbringer immer auch Stellvertreter für die, die sie schenken und für für deren warme Gedanken und guten Wünsche.

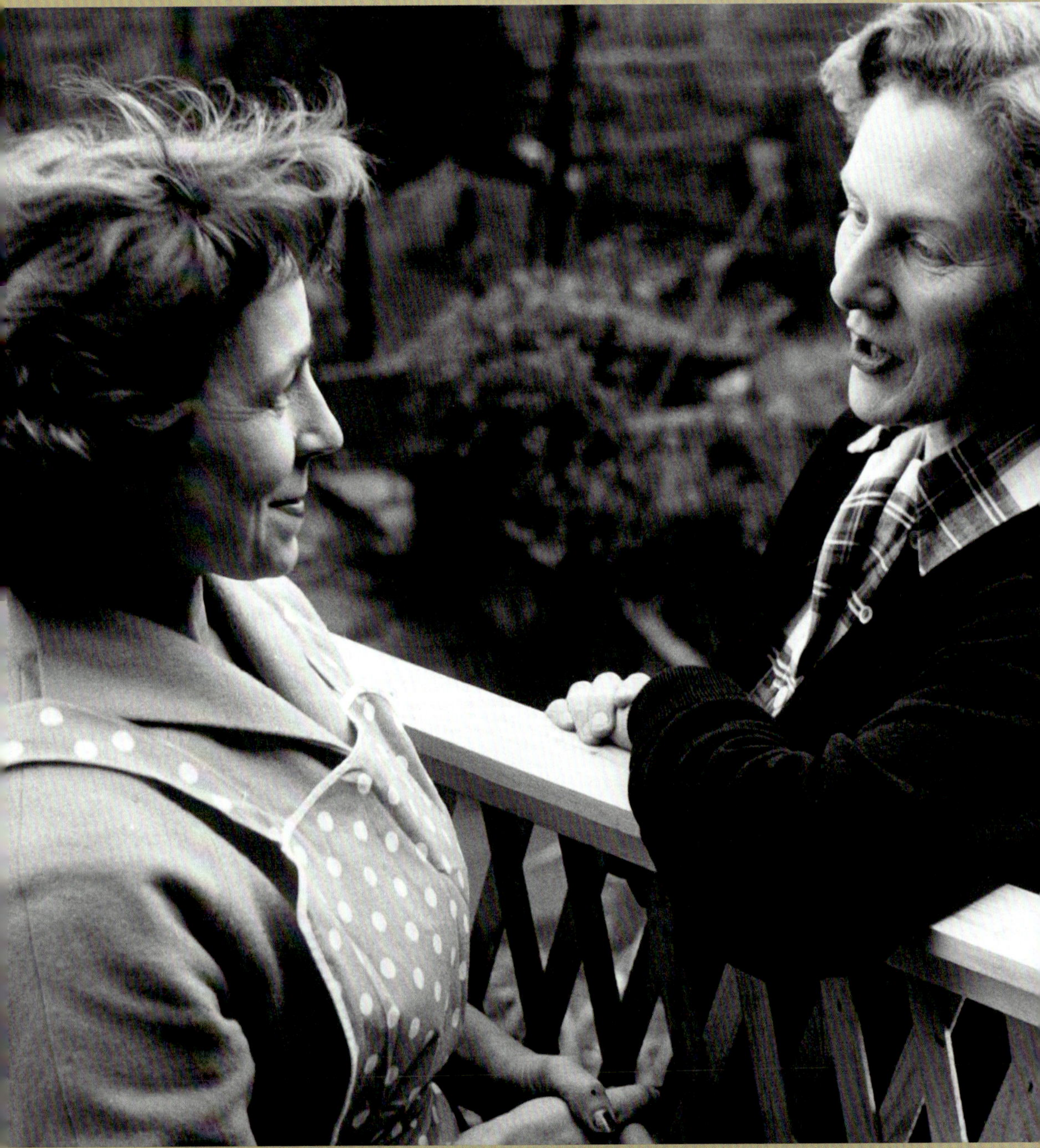

EINEN BESUCH MACHEN

In ihrem wunderbaren historischen Abriss über die „Geschichte der Geburt" macht Beatrix Spitzer deutlich, wie wichtig es war, dass Wöchnerinnen nach der Entbindung Besuch von ihren Nachbarinnen erhielten. Natürlich ging es auch darum, den neugeborenen Erdenbürger zu bewundern und zu erfahren, wie „es" so gewesen war. Daneben aber erfüllten diese Besuche zwei wichtige Funktionen: Die Besucherinnen brachten etwas zu essen mit, klassischerweise eine nahrhafte „Wochensuppe", worunter „fette Butter und Mandelspeisen, Hühnerbrühe und Backwerk" verstanden wurde. Außerdem halfen sie im Haushalt mit, griffen der jungen Mutter unter die Arme. Mal half man hier, mal dort – und wenn es einen selbst erwischte, kamen die anderen Frauen und packten mit an. Ein Frauennetzwerk, auf das sich jede Frau verlassen konnte.

Heute geht vieles per Telefon, SMS oder über andere digitale Wege. Doch lässt sich damit weder die Wäsche erledigen noch über alles zwischen den Zeilen plaudern. Einfach mal anrufen und vorbeikommen, etwas zu essen mitbringen und nicht darauf warten, dass ein „Auftrag" oder eine Bitte geäußert wird – das ist auch heute noch ein typischer, ganz pragmatischer Ansatz vieler Frauen. Denn ganz ehrlich, wer würde schon darum bitten, einem eine Suppe zu kochen oder einen Kuchen zu backen? Von einer Mousse au chocolat als Trösterchen einmal ganz zu schweigen.

KRÄUTERGESUNDES PRÖSTERCHEN

Alkohol ist ein Lösungsmittel, um ätherische Öle aus Heilpflanzen herauszuziehen. Kein Wunder also, dass es die vielen Kräuterschnäpse, Magenbitter und Verdauungsliköre gibt, die die Nerven beruhigen und die Verdauung anregen. „Magenwärmer", ein köstlicher Verdauungslikör mit Anis, Fenchel, Zitronenschale, Zimt und Nelken, bewirkt kleine Wunder.

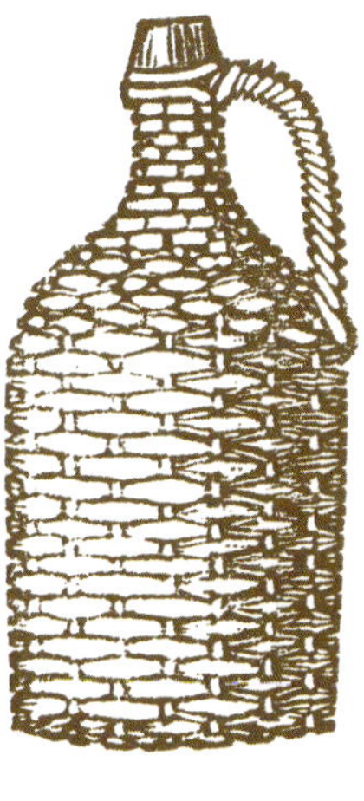

MAGENWÄRMER

Zutaten: 1 unbehandelte Zitrone, 20 g Anis, 10 g Sternanis, 10 g Fenchel, 1 Zimtstange, 5 Gewürznelken, 150 g Kandiszucker, 1 Flasche klaren Korn (0,7 l, 38 %)
Zubereitung: Von der Zitrone die Schale dünn abschälen, die Zitrone auspressen. Anis, Sternanis und Fenchel im Mörser zerstoßen. Diese Gewürze mit Zimtstange, Nelken, Zitronensaft, Zitronenschale und Kandiszucker in eine Flasche geben. Den Korn darübergießen und alles gut mischen. Den Ansatz 3 Wochen auf der Fensterbank oder an einem warmem Ort stehen lassen. Kräftig schütteln und durch ein Tuch abseihen in saubere, hübsche Flaschen füllen und verschließen. Der Likör kann lange lagern, er verändert dann noch einmal seinen Geschmack.

EINE GUTE SUPPE AUSLÖFFELN

Mit fortschreitendem Alter nimmt das Durstgefühl ab. Es wird zu wenig getrunken – was gravierende Folgen haben kann, bis hin zu Schwindel und Verwirrtheitszuständen, von Blasenentzündungen und Darmträgheit ganz zu schweigen. Gleichzeitig brauchen ältere Menschen mehr Wärme. Auch wenn wir, liebe Damen, uns in Bezug aufs Alter noch nicht als fortgeschritten betrachten wollen, so kennen wir doch das Gefühl von Flüssigkeitsmangel und Frösteln. Warme, weiche Socken, kuschelige Decken, Angora-Bettjäckchen sind immer ein hübsches Geschenk. Aber wir können beides haben: Wärme von innen in Kombination mit Flüssigkeitszufuhr. Angenehm wärmend und leicht verdaulich – nicht nur für Betagte – sind die klassischen salzigen und süßen Suppen.

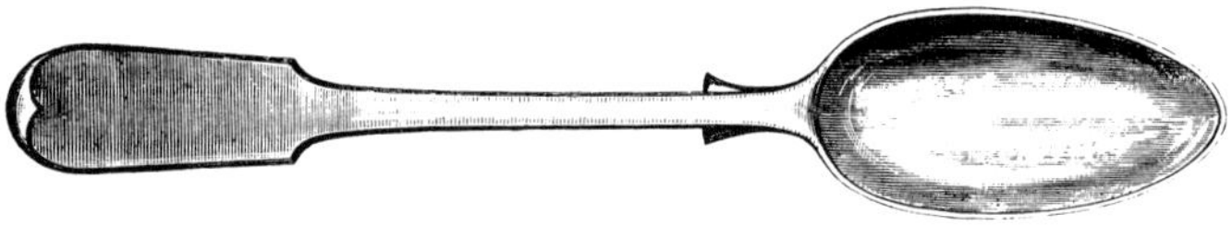

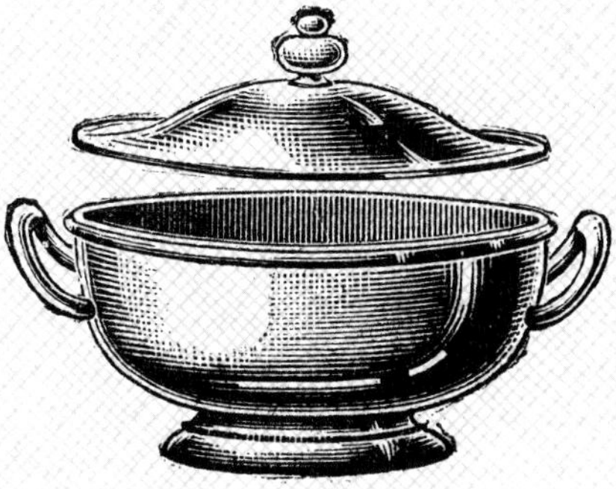

Bouillon mit Ei

In eine heiße Brühe ohne Geschmacksverstärker (bei Hefeempfindlichkeit ohne Hefeextrakt) 1 Eigelb rühren. Würzen und mit etwas klein gehackter Petersilie bestreut servieren.

Gemüsesuppe

Geputztes und klein geschnittenes Gemüse der Saison in Gemüsebrühe weich kochen. Fenchel, Kürbis, Süßkartoffeln, Kartoffeln, Möhren, Rote Bete, Pastinaken und Brokkoli sind leicht verdaulich. Pürieren, mit einem Tupfer Schlagsahne und mit frischen Kräutern bestreut servieren.

Graupensuppe

50 g Graupen waschen, in 1 l kochender Brühe aufkochen und 30 Minuten köcheln lassen. Geschnittenes Suppengrün (Lauch, Sellerieknolle und -grün, Möhren, Zwiebel) zugeben und weitere 20 Minuten köcheln lassen. Würzen und mit gehackter Petersilie anrichten.

Süße Milchsuppe

Milch mit Haferflocken, Hirseflocken, Reisflocken oder Grieß aufkochen, quellen lassen, mit 1 Prise Salz, Honig und Zimt nach Belieben abschmecken.

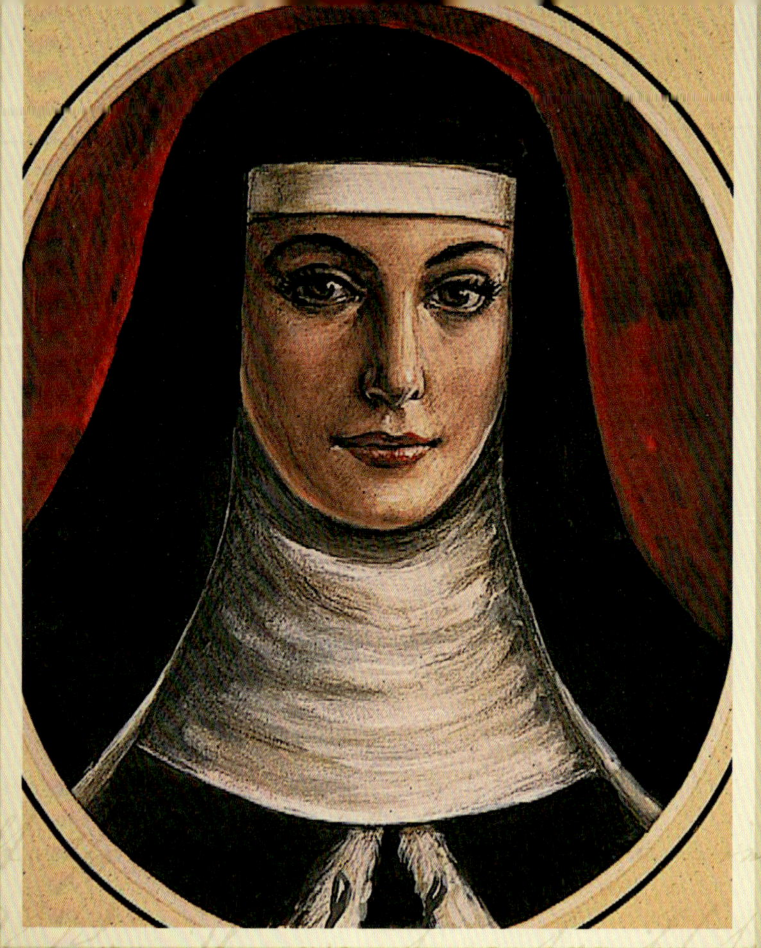

Wer kennt nicht die Flasche mit den markanten Klosterfrauen? Ihr Inhalt, der Melissengeist, gilt noch heute als Universalmittel gegen so mancherlei Wehwehchen. Wir verdanken es Schwester Maria Clementine Martin (1775–1843).

SCHWESTER MARIA CLEMENTINE UND DER „KLOSTERFRAU MELISSENGEIST"

Als Siebzehnjährige war die in Brüssel geborene Offizierstochter Maria Clementine Martin ins Kloster Sankt Anna im westfälischen Coesfeld eingetreten. Hier erlernte sie während ihrer Tätigkeit in der Krankenpflege die Herstellung von Naturheilmitteln, unter anderem von Melissengeist. Nach der Säkularisierung des Klosters zog Maria Clementine 1803 zunächst in ein anderes Kloster, dann als Krankenschwester durch die Lande und war als solche unter anderem während der Schlacht von Waterloo tätig. Dafür wurde sie zum Dank vom preußischen König Friedrich Wilhelm III. mit einer Rente ausgestattet und gründete 1826 in unmittelbarer Nähe zum Kölner Dom ein kleines Unternehmen, in dem sie den von ihr entwickelten Melissengeist und Kölnisch Wasser herstellte. Und das so erfolgreich und konkurrenzlos, dass sie von König Friedrich Wilhelm III. die Genehmigung erbitten konnte, das Wappen des Königreichs Preußen als Markenschutz auf ihren Flaschen zu führen.

„Klosterfrau Melissengeist" ist eine Mischung aus nervenstärkenden, verdauungsfördernden, stoffwechselanregenden und keimmindernden Heilpflanzen: Melissenblätter, Alantwurzel, Angelikawurzel, Ingwerwurzelstock, Gewürznelken, Galgantwurzel, Schwarzer Pfeffer, Enzianwurzel, Muskatsamen, Pomeranzenschalen, Zimtrinde, Zimtblüten und Kardamom. Der alkoholische Auszug wird innerlich angewendet zur Besserung des Allgemeinbefindens, bei nervösen Beschwerden, Unruhe, Lampenfieber, Einschlafstörungen, Wetterfühligkeit oder bei nervösen Magen- und Darmbeschwerden. Das Kräuterdestillat darf aufgrund des hohen Alkoholgehalts von 79 % nicht pur eingenommen, sondern muss mit mindestens der doppelten Menge Wasser verdünnt werden – und ist damit für Autofahrer tabu. Äußerlich wird „Klosterfrau Melissengeist" unverdünnt eingesetzt zur Unterstützung der Hautdurchblutung, etwa bei Muskelkater und Muskelverspannungen.

Die drei großen Helfer

„Es gibt Frauen, die sich mit dem Putzen nicht genug tun können. Kaum haben sie irgendwo aufgehört, fangen sie anderswo schon wieder zu rumoren an. Die Reinlichkeit ist eine schöne Tugend; wenn man dabei übertreibt, kann sie aber zum Übel werden, unter dem oft die ganze Familie zu leiden hat."

Lilly Wiener, Autorin für Gesundheitspflege

Würden wir unsere Großmütter nach den drei besten Universalmitteln für den Haushalt und im Kampf gegen Flecken fragen – ihre Antwort wäre eindeutig: Essig, Natron und Seife – für jegliche Flecken am besten Gallseife.

*1. **Essig** ist und bleibt das Wundermittel für Küche und Haushalt: fürs Kochen Obstessig, Balsamico oder ein guter Himbeer- oder Weinessig. Für den Haushalt dagegen einfacher Haushaltsessig oder sogar Essigessenz, die zur Anwendung immer mindestens im Verhältnis 1:1 mit Wasser verdünnt wird. Verantwortlich für die Putzkraft im Essig ist die Essigsäure. Obstessig enthält etwa 5 % Essigsäure, Essigessenz 25 %. Essigsäure löst Kalk und Fett, zudem wirkt sie desinfizierend. Empfindliche Materialien wie Gummi oder Silikon vertragen eine Essigbehandlung allerdings nicht.*
*2. **Natron,** auch doppeltkohlensaures Natron oder Natriumbocarbonat, ist ein Basenpulver, das Säuren bindet und neutralisiert. Im Handel ist es vor allem als Kaiser-Natron® bekannt.*
*3. **Gallseife** besteht aus Kernseife und Rindergalle. Im Vergleich zu chemischen Fleckenmitteln ist Gallseife besonders umweltschonend. Wirksame Inhaltsstoffe sind vor allem die Gallensäuren. Beim Rind dienen die Gallensäuren zur Fettverdauung – und genau deshalb helfen sie so gut im Haushalt zur Entfernung von Fettflecken. Daneben hilft Gallseife auch gegen Blut-, Farb-, Obst- und Eiweißflecken, Schmutz- und Schweißrändern – und ist damit ein Universalmittel. In der Küche in Wasser aufgelöste Gallseife entfernt die Fettschicht auf Herdabzugshaube, Backofenscheibe und Türfronten.*

WUNDERMITTEL

Kleine Fleckenfibel

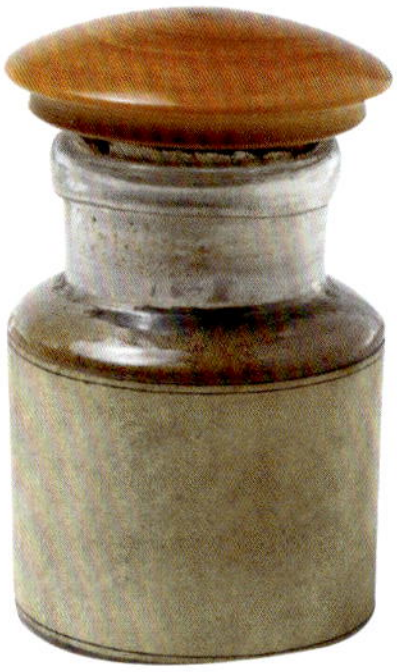

Viele bewährte Tipps gegen Flecken aus Hausmitteln werden von Generation zu Generation weitergegeben. Grundsätzlich gilt: an einer verdeckten Stelle ausprobieren! Schnell, schnell! Flecken möglichst frisch entfernen! Für die Fleckentfernung immer etwas unterlegen, zum Beispiel ein altes Frotteehandtuch.

- Bei Flecken in Textilien: erst einmal das Etikett prüfen – und nicht-waschbare Textilien besser in die Reinigung geben!
- Rotweinflecken unbedingt sofort großzügig mit Salz bestreuen und einwirken lassen, dann abklopfen oder ausbürsten. Salz saugt den Rotwein auf. Im Teppich kann man Rotweinflecken mit Mineralwasser lösen.
- Kaffeeflecken: ein Tuch befeuchten, mit Salz bestreuen, den Fleck wegtupfen.
- Blutflecken möglichst schnell mit kaltem Wasser auswaschen. Kein warmes Wasser verwenden: Blut enthält Eiweiße, die bei Hitze gerinnen und sich dann nicht mehr lösen lassen. Anschließend mit Salzwasser oder Natronlösung oder Gallseife auswaschen und in lauwarmem Wasser gut ausspülen. Wenn die Flecken schon etwas älter sind, etwas Salz ins Einweichwasser geben. Wenn all das nicht zur Hand ist: den frischen Blutfleck mit Spucke einweichen und dann mit kaltem Wasser auswaschen.
- Kerzenwachs auf Teppich oder Textilien vorsichtig mit einem Messer abkratzen. Dann ein Löschblatt oder ein Papiertaschentuch darauflegen und wegbügeln.
- Flecken auf der Tapete mit frischem Weißbrot oder dem Inneren von Brötchen abreiben.

Essig eignet sich zum …

- Säubern von Wasserhähnen
- Entkalken von Kaffeemaschinen und Wasserkochern
- Abwischen von Glas- und Spiegelflächen (1 Tasse Essigessenz auf 1 l Wasser geben)
- Auswischen des Brotkastens gegen Schimmel

- Fensterputzen (etwas Spülmittel und 1 Schuss Essig mit warmem Wasser mischen – lässt sich auch gut in eine Sprühflasche geben)
- Entfernen vom Kalkansatz in Glasvasen (mit einer Mischung aus Essig, Salz und Wasser spülen, dann mit klarem Wasser nachspülen)
- Säubern von Töpfen mit angebrannten Speiseresten (Topf mit Essig aufkochen, über Nacht einweichen lassen)
- Auswaschen von Schweißflecken (mit verdünntem Essigwasser)
- Geruchsbinden von Asche (geleerten Aschenbecher mit Essigwasser säubern)

Natron

- Kalkhaltiges Wasser wird mit Natron etwas weicher.
- Hülsenfrüchte werden durch den Zusatz von Natron schneller weich und auch bekömmlicher (1 TL Natron auf 1 l Wasser).
- Eine Messerspitze Natron macht Gurkensalat bekömmlicher.
- Eine Messerspitze Natron im Kaffeefilter macht Kaffee bekömmlicher.
- Mit Natron aufgekochtes grünes Gemüse behält die Farbe.
- Zur Geruchsbindung Thermoskannen mit heißem Natronwasser (2 TL auf 1 l) ausspülen.
- Zur Geruchsbindung Brettchen, Geschirr und Hände mit Natronwasser abspülen.
- Zur Geruchsbindung im Kühlschrank 1 Untertasse mit Natron in den Kühlschrank stellen.
- Zur Geruchsbindung Käfige von Haustieren oder die Katzentoilette mit Natron ausstreuen.

Gallseife

Fleckentfernung: Die betroffene Textilstelle anfeuchten, danach mit einem Stück Gallseife ordentlich einreiben. Unter dem Wasserhahn oder in der Waschmaschine auswaschen. Wichtig: Gallseife ist aggressiv. Daher ist es ratsam, sie erst einmal an einer unauffälligen Stelle zu testen!

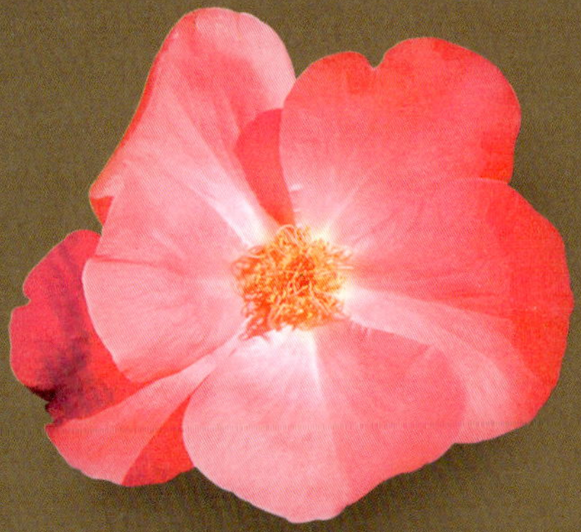

3.

FÜR ANDERE DA SEIN

Frauen unter sich

GEMEINSAM GENIESSEN

SINNLICH SCHENKEN

SCHÖN SEIN UND BLEIBEN

KRANKE PFLEGEN

KULINARISCHES

Sektfrühstück für uns!

„Ich trinke Champagner, wenn ich froh bin, und wenn ich traurig bin. Manchmal trinke ich davon, wenn ich allein bin; und wenn ich Gesellschaft habe, dann darf er nicht fehlen. Wenn ich keinen Hunger habe, mache ich mir mit ihm Appetit, und wenn ich hungrig bin, lasse ich ihn mir schmecken. Sonst aber rühre ich ihn nicht an, außer wenn ich Durst habe.“

Madame Lily Bollinger, Champagner-Erbin

Ja, es ist natürlich ein Klischee: Männer trinken Bier, Frauen trinken Sekt. Allerdings ist das nicht ganz falsch, zumindest, was die Menge angeht: Männer trinken viermal so viel Bier wie Frauen.

Und viele Frauen trinken tatsächlich gerne einen Prosecco, Sekt oder Champagner. Was nicht heißt, dass sie nicht gelegentlich ein kühles Weißbier oder einen guten Rioja genießen!

Wenn es etwas unter Frauen zu feiern gibt, ist ein kleines Sektfrühstück also genau das Richtige. Was braucht man dafür? Vor allem gut gekühlten Sekt oder Champagner, der für einige Stunden im Kühlschrank aufbewahrt oder zumindest für 30 Minuten im Eisfach oder der Tiefkühltruhe und danach im Kühlschrank oder im Sektkühler gekühlt wird. Für diejenigen, die Sekt nicht gerne pur genießen, wird mit Orangen- oder Mangosaft, aber auch Holunderblütensirup, Mineralwasser, frischer Minze und Zitronenmelisse gemischt. Paradiesisch köstlich und hinreißend schön: in Sirup eingelegte Hibiskusblüten in einem schönen Glas, das mit Sekt gefüllt wird. Dazu schmecken Croissants, Baguette, Lachs, Honigsenf, Sahnemerrettich. Und natürlich frisches Obst, vor allem Erdbeeren, Pfirsiche, Physalis, reife Honigmelone oder Sternfrucht gelten als Klassiker zum Sekt. Ansonsten bieten sich noch Käse, Baguette und Parmaschinken an. Wir haben es ja schon immer gewusst, hier noch das perfekte Argument aus der Wissenschaft: Regelmäßiger Champagnergenuss ist gut für ein gesundes Gehirn. Wer dreimal die Woche ein Gläschen der Traube und Pinot Meunier genießt, kann seine Gedächtnisleistung verbessern – und damit angeblich Demenz und Alzheimer vorbeugen. Wir wollen daran glauben!

DIE STUNDE DER FRAUEN – KAFFEEKLATSCH UND TEESTUNDE

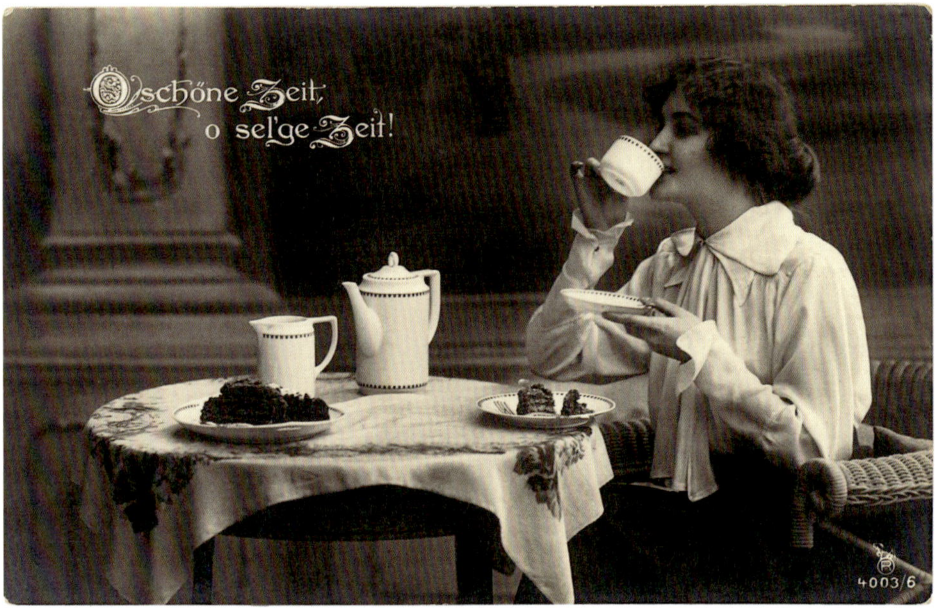

Katja Muschelknaus beschreibt den *Kaffeeklatsch. Die Stunde der Frauen* als „kapriziöses Geschäft. Wie sonst nur die Maskerade, versteht er sich auf die Kunst der Camouflage. Er versprüht das Air vanilleduftiger Naivität, doch in seinem Kern glüht die Zündschnur emanzipatorischer Sprengkraft". Denn der Kaffeeklatsch eröffnete die Möglichkeit, sich mit Freundinnen, Nachbarinnen und Bekannten zu treffen und sich auszutauschen, denn die öffentlichen Kaffeehäuser waren für Frauen lange Zeit tabu. Zum Kaffeeklatsch gab es – neben Kaffee, Obst und Konfekt – Rührkuchen oder Guglhupf, Obstkuchen, Butterkuchen, Streuselkuchen, Käsekuchen oder Nusskuchen (siehe Seite 138). Eine Alternative war die Teestunde: mit Darjeeling oder Assam, mit Ostfriesentee, flüssiger Sahne und Kandis. Oder nach englischem Vorbild mit Earl Grey, Scones, Clotted Cream und Strawberry Jam. Wer zwischen 17.00 und 19.00 Uhr zum „High Tea" Sandwiches mit Eiersalat, Roastbeef oder Lachs servierte, bot zusätzlich kalten Braten, Pasteten, Salate und Fisch an.

Bonaparte Torte

2 Boden Brod= und 2 dergl. Zimmettortenmasse lege
Schnitte übereinander streiche Eingemachtes dazwischen
n sie mit Orangeblüth glasur.

Alexandre Torte

einen ganz flache Form mit Butterteig aus setze einen ge
Rand von demselben Teig darum fülle Himbeeren hinein
hierauf 5 Eiweiß zum Schnee und rühre ½ ℔ Zucker und
Mandeln hinein, streiche diese Masse darüber, bestaube sie
den Kuchen bei mäßiger Hitze.

Reistorte

is 8 Citronen 1 ℔ Zucker.
den Reis gut aus thue das abgeriebene von 4 und den 8
Citronen dazu wie auch den Zucker. Lege eine flache Form
terteig aus lege einen gerollten Rand darum fülle den
in und gebacken. Wenn die Torte aus dem Ofen kommt
sie mit einem ganz dicken Zitronenguß und belege sie mit
ten Orangeschalen.

Mohnkuchen.

n Mohn gut ab und reibe ihn fein, versüße ihn mit gesto
Zucker thue etwas Zimt, Sahne, und ein

ES GIBT VIEL ZU ERLEBEN – GEMEINSAM UNTERWEGS

Viele von uns wollen nicht mehr auf irgendetwas oder irgendjemanden warten, wollen aufbrechen, neue Wege gehen. Ein Gefühl dafür bekommen, wie man sich unterwegs verhält, wie man eine Route plant, sich nicht verläuft, einen Schlafplatz findet. Das macht zu zweit oder zu mehreren Leuten erst richtig Spaß. Was aber tun, wenn sich der Traumprinz zum Reisen noch nicht angekündigt hat, der eigene Partner ein Reisemuffel ist oder andere Lieblingsziele hat? Ganz einfach: Mit anderen Frauen verreisen. Mit der besten Freundin, der Lieblingskollegin oder anderen Gleichgesinnten: Auf Frauenreisen spezialisierte Anbieter veranstalten von Atemkursen über Kanufahren, Pilgerreisen, Trekking bis hin zu Wüstenreisen oder Yoga-Retreats alles Mögliche. Mehr Infos und Unterstützung bieten Blogs wie beispielsweise „Outdoor-Erlebnis-Wochenenden für Frauen". Schließlich muss es ja nicht gleich eine wochenlange Fernreise sein. Alles, was man machen muss, ist stöbern, anmelden – und packen. Als Belohnung wartet das gute Gefühl, es endlich getan zu haben. Das „Bonbon" dazu ist das herrliche Erlebnis eines inneren Aufbruchs.

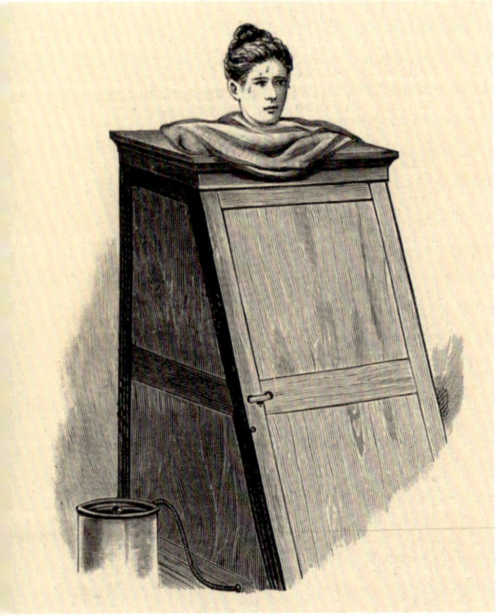

DIE GRÖSSTE WOHLTAT – SAUNA UND DAMPFBAD

„Um die Haut für diese wichtigen Aufgaben intakt zu bewahren und um den Körper von Zeit zu Zeit zu „entschlacken", sollte jeder in regelmäßigen Abständen eine Sauna besuchen ... Nachher eine kalte Dusche oder Abreibung, und solch ein Bad ist die größte Wohltat, die man sich vorstellen kann!" (Anita Backhaus, 1965)

In der römischen Badekultur gehörte der wöchentliche Besuch der Thermen zum Alltag. In skandinavischen Ländern ist der Saunabesuch, in Russland der Besuch der „banja" ein alltägliches Ritual. Ab

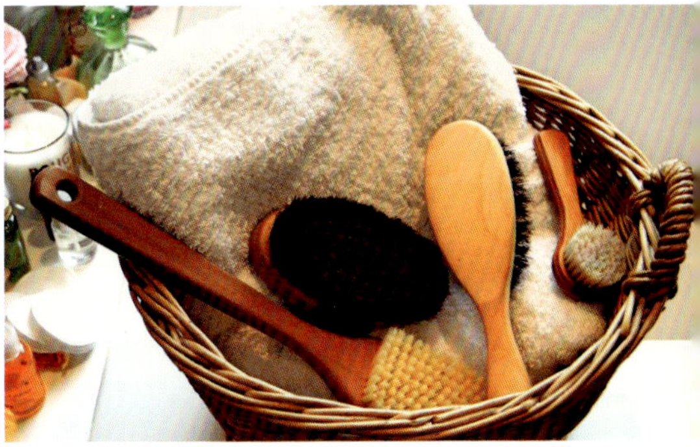

und zu „alle Bosheit ausschwitzen", wie Anita Backhaus es nennt, tut gut und fördert über die Haut so allerhand aus dem Körper. Generell trainiert die Sauna mit ihren abwechselnden Wärme- und Kältereizen den Hautstoffwechsel, die Durchblutung, den Kreislauf, die Abwehr- und Reaktionslage. Wichtig bei alledem: nicht übertreiben. Der Erfolg des Saunagangs hängt davon ab, den Organismus zu fordern, aber eben nicht zu überfordern. Einsteiger und Menschen mit labilem Kreislauf sollten vorsichtig sein. Am besten nicht gleich auf die oberste Bank legen und nicht zu lange drin bleiben. Am Anfang empfiehlt sich, wenige Aufgüsse mitzumachen. Vorsicht ist auch bei der anschließenden Abkühlung geboten, die von einem mäßig temperierten Fußbad oder Guss bis hin zum eiskalten Tauchbecken reichen kann. Hat man all dies bedacht, ist die Sauna nicht nur angenehm, sondern verbessert erwiesenermaßen das Befinden bei zahlreichen Erkrankungen. Bei Schilddrüsenüberfunktion, Herz-Kreislauf-Erkrankungen und Krampfadern sollten Sie zunächst mit Ihrem Arzt sprechen. Als Gegenanzeigen der Sauna gelten akute Erkrankungen, Krampfleiden, psychische Erkrankungen oder Multiple Sklerose.

Die Sauna-Ausstattung

Badelatschen, ein großes Saunahandtuch, 1–2 kleinere Handtücher, ein Bademantel sowie eine Trinkflasche gehören zur Grundausstattung dazu. Der Lieblingslesestoff, eine wohlriechende Body-Lotion für hinterher dürfen nicht fehlen. Und idealerweise ist eine gute Freundin auch mit dabei.

Etwas ganz Besonderes ist das Hamam, das Dampfbad, das im arabischen Raum, im Irak und in der Türkei ganz selbstverständlich zur Bade- und Körperkultur gehört. Das älteste Hamam für Frauen in Deutschland befindet sich im Frauenzentrum „Schokoladenfabrik" in Berlin-Kreuzberg. „Dies ist ein Ort der Körperpflege, Entspannung und Kommunikation" steht an der Tür zum zentralen Raum. Innendrin übergießen sich Frauen in kleinen Nischen mit heißem Wasser aus Kupferschalen, rubbeln sich ab und entspannen auf einem warmen Marmorstein. Erst wird die Haut weich gemacht, dann gepeelt, geseift und eingecremt. Es wird gelacht, gedöst, erzählt und Tee getrunken. Ein kleiner Ausflug in die Welt von 1001 Nacht mitten im Alltag – herrlich!

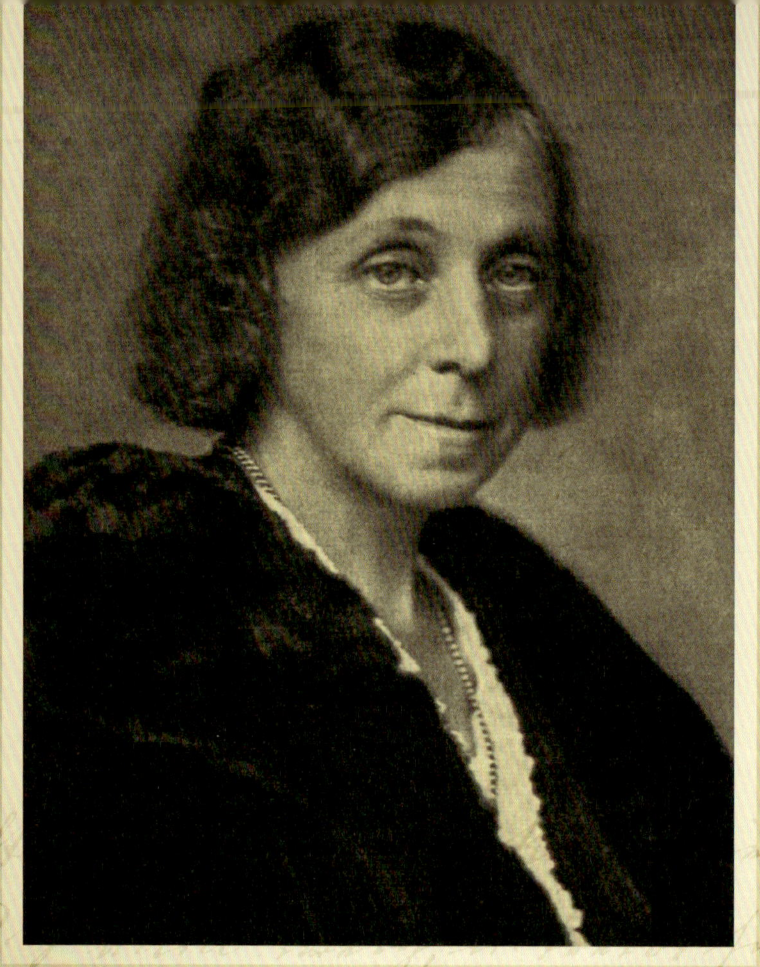

„Das heiße Bad übernimmt die Arbeit und Wirkung des natürlichen Fiebers und zwar Auflösung und Ausscheidung der Krankheitsstoffe, Herstellung einer richtigen Blutzirkulation." (Maria Schlenz, 1935)

MARIA SCHLENZ

Maria Schlenz (1881–1946) war vor allem eines: Hausfrau und Mutter. Mit ihrem Mann, Prof. Rudolf Schlenz (1874–1965), einem Schulrat und Hauptlehrer an der Lehrerbildungsanstalt in Innsbruck, hatte sie zwei Söhne, Wilhelm und Josef.

Die Kinder machten Maria Sorgen. Sie gediehen nicht richtig, waren „nicht krank und nicht gesund" und sollten doch zu „gesunden, lebens- und schaffensfrohen Menschen werden". Maria Schlenz arbeitete sich durch die umfangreichen Werke Kneipps und anderer Naturheiler und entwickelte 1920 das später nach ihr benannte „Schlenzbad". Das ist ein Überwärmungsbad, aus dem sich in Kombination mit anderen naturheilkundlichen Maßnahmen wie Atemübungen, Gymnastik, Diät, Einreibungen, Wickel, Darmpflege und Einnahme von Heilerde die „Schlenzkur" entwickelte. Maria Schlenz war der festen Überzeugung, dass diese Kur gerade bei chronischen und schweren Erkrankungen ein erster Behandlungsansatz war. Die Kur regte Stoffwechsel, Ausscheidung und damit Entgiftung an und begünstigte so die Heilung.

1932 publizierte sie im Eigenverlag die Schrift *So heilt man unheilbar scheinende Krankheiten*, die dann 1935 unter dem leicht veränderten Titel *So heilt man unheilbare Krankheiten* erschien; sie wurde später in enger Zusammenarbeit mit einem Arzt neu aufgelegt. Maria Schlenz hatte nicht damit gerechnet, dass ihr Werk im Nationalsozialismus für einen Brückenschlag zwischen Medizin und Volksheilkunde vereinnahmt wurde. Die fünfte Auflage ihrer Schrift wurde vom Propagandaministerium in Berlin beschlagnahmt, möglicherweise, weil Maria Schlenz zuvor das Angebot von Rudolf Heß ausgeschlagen hatte, ihr einen Doktortitel ehrenhalber zu verleihen. 1945 kam es zur Einführung der „Schlenzbäder" an der Universitätsklinik in Innsbruck. Mit der Leitung der Bäderabteilung war der Sohn von Maria Schlenz, der Arzt Dr. Josef Schlenz, beauftragt. Er überarbeitete das Werk seiner Mutter und brachte 1956 *Die Schlenzkur* erneut heraus.

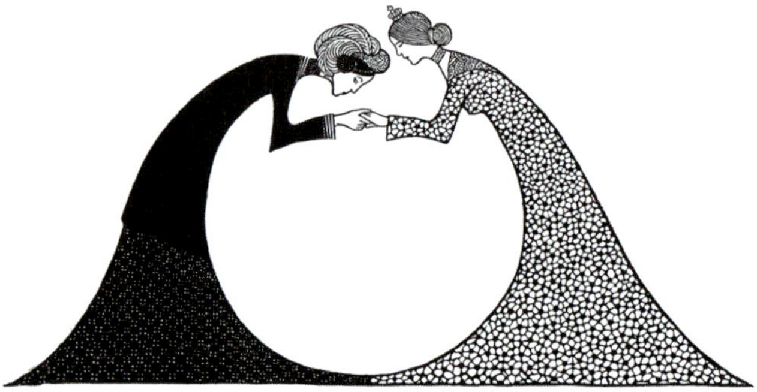

SINNLICH SCHENKEN

Likörchen – süß und hochprozentig: Eierlikör ist nie aus der Mode gekommen – und wer weiß, vielleicht wird dieser Likör irgendwann wieder zum Kultgetränk. Ein Vorläufer des Getränks stammt aus Südamerika und bestand aus Avocado, Rum und Zucker. Das Rezept wurde in die Niederlande importiert. Da es dort aber keine Avocados gab, ersetzte Eugen Verpoorten 1876 das Avocadofruchtfleisch durch Eigelb. Der cremige Likör, der zu 80 % von Frauen getrunken wird, besteht heute vor allem aus Eigelb, hochprozentigem Alkohol und Zucker. Wird er in der heimischen Küche hergestellt, kommt meist noch Kondensmilch oder Sahne dazu. Für den Hausgebrauch empfiehlt es sich, den Eierlikör rasch aufzubrauchen, kühl zu lagern und vor allem viel Alkohol (20 %) beizugeben! Nicht nur, weil es schmeckt, sondern um die Bildung von Salmonellen zu verhindern.

Eierlikör

Zubereitung: 6 Bio-Eigelb mit 200 g Vanillezucker,1 Päckchen Vanillezucker und 200 g Puderzucker cremig schlagen, 200 g Sahne und 200 ml Doppelkorn oder 250 ml Kirschwasser dazugeben. Im Wasserbad 3 Minuten mit dem Rührgerät schlagen, so erhält der Likör seine cremige Konsistenz. Abkühlen lassen, in eine saubere Flasche füllen und im Kühlschrank bis zu 14 Tage aufbewahren.

Whiskey-Sahne-Likör

Zubereitung: 250 ml Sahne mit 50 g Puderzucker, 40 g Kakaopulver und 50 ml Whiskey mit dem Schneebesen gut verrühren. Wer mag, kann noch 2 EL starken Espresso untermischen. Zum Mädelsabend auf Eis servieren.

BADEZUSÄTZE ZUM VERWÖHNEN

Ein Vollbad ist die perfekte Maßnahme zur Entspannung. Noch erholsamer wird es mit einem Duft – am besten mit einem selbst hergestellten oder geschenkten Badesalz. Aroma-Öle oder Duftöle sind ätherische Öle: Sie sind nicht wasserlöslich und würden auf der Wasseroberfläche schwimmen. Ätherische Öle müssen emulgiert werden, etwa in Honig, Vollmilch oder Sahne, um zum wohltuenden Badezusatz zu werden. Entspannende Aromamischungen sind zum Beispiel 3 Tropfen Bergamotte, 2 Tropfen Neroli, 5 Tropfen Bergamotteminze. Bei Schlafstörungen 4 Tropfen Bergamotte, 3 Tropfen Mandarine, 1 Tropfen Jasmin und 2 Tropfen Amyris (beide Mischungen von Monika Werner und Ruth von Braunschweig).

Bademilch oder Badehonig

5–15 Tropfen Aroma-Öl in 125 ml Sahne, Vollmilch oder 1 EL Honig einrühren und ins Badewasser geben. Entsprechend mehr Tropfen verwenden, wenn man den Badezusatz auf Vorrat oder als Geschenk anrührt. Gut beschriften und separat aufbewahren, damit es nicht zu einer Verwechslung auf dem Frühstückstablett kommt! Badesalz hingegen löst sich in warmem Badewasser auf und wirkt leicht kreislaufanregend. Verwendet man Meersalz oder hochwertiges Steinsalz, kommen der Haut auch noch die gelösten Mineralien zugute.

Badesalz

Für ein Badesalz zunächst Aroma-Öl in ein kleines verschließbares Marmeladenglas geben und mit Meersalz auffüllen, gut schütteln. Pro Vollbad 5–15 Tropfen Aroma-Öl und 2 EL Salz hineingeben.

NICHT MIT REIZEN GEIZEN – SCHÖNE UNTERWÄSCHE

Natürlich hat nahezu jede Frau Freude daran, zarte, sexy Hautschmeichler aus Seide, Spitze oder Mikrofaser anzuziehen. Im Gegensatz zu warmer Unterwäsche und ultra-gemütlichen Bettsocken, geht es darum, sich das zarte Gefühl auf der Haut zu gönnen und einfach gut angezogen zu fühlen, auch wenn Frau es nur selber sieht. Dieses Wohlgefühl sollte man sich ab und zu selber schenken – und auch der Freundin. Oder einen Gutschein überreichen: Da wird der Einkaufsspaß gleich mit verschenkt.

VERGISSMEINNICHT – AN SCHÖNES ERINNERN

Wir hatten alle eines: das Poesie-Album. Mit Versen wie: „Rosen, Tulpen, Nelken, alle Blumen welken. Nur das eine nicht – und das nennt man Vergissmeinnicht." Oder: „Nie verlerne so zu lachen, wie Du jetzt lachst, froh und frei ..." Oder: „Immer, wenn du meinst, es geht nicht mehr, kommt von irgendwo ein Lichtlein her ..." Mit guten Wünschen, selbstgemalten Bildern, Glitzeraufklebern und Fotos aus der Schulzeit. Über die Ausführungen von früher mögen wir heute schmunzeln, aber die Idee ist gut, und wir sollten uns daran erinnern. Wer gerade kein Licht sieht, erinnert sich nicht an schöne Dinge im Leben, er vergisst, welche Fülle das Leben zu bieten hat und dass es Menschen gibt, die einem jetzt zur Seite stehen würden. Ein Poesie-Album ist ein sehr persönliches Geschenk, eine Stütze in schwierigen Zeiten. Eine Erinnerung daran, wer einem nahesteht und wen man anrufen kann, wenn mal nicht alles rund läuft.

Ein Glückstagebuch ist quasi ein Poesiealbum der Freundschaft mit sich selbst, eine strukturelle Hilfe, schöne Dinge und Glücksmomente wahrzunehmen. Wenn das Glück sich nicht einstellen mag, liest man diese Notizen durch oder nimmt sie in stressigen Situationen einfach unauffällig ganz nah zu sich. Denn das Glück, das man bisher erlebt hat, kann einem keiner wegnehmen.

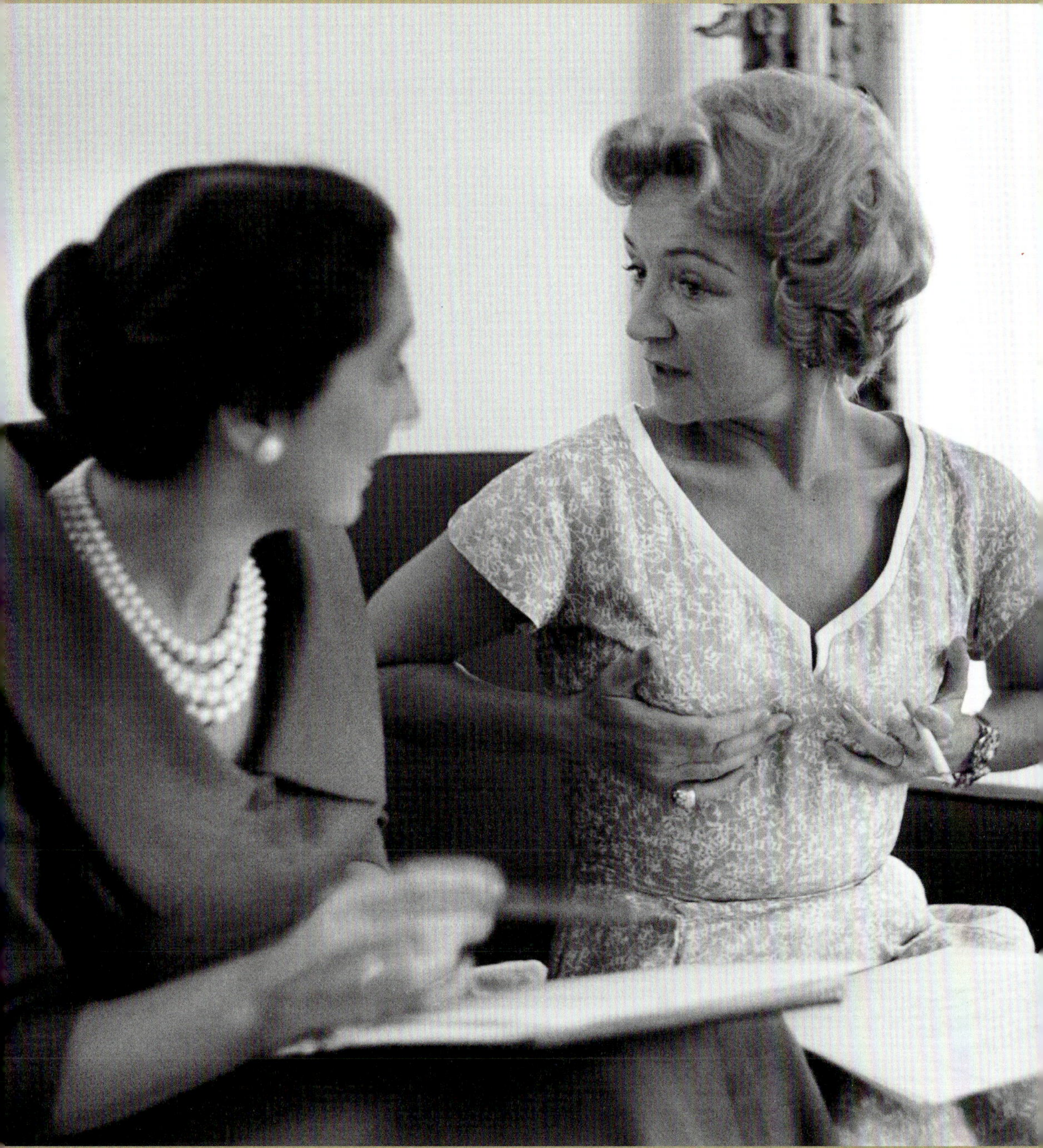

Kaltes Wasser macht munter

„Aber kaltes Wasser – ja sogar gelegentlich ein Kälteschock auch ohne Wasser – tut doch oftmals Wunder und macht Körper und Geist gesund."

Anita Backhaus, Naturheilkundlerin

So kuschelig heiße Vollbäder und Hamam-Besuche auch sind: Kaltes Wasser ist für Gesundheit, körperliche und geistige Frische unerlässlich. Durch Kälte werden die Gefäße der Haut zusammengezogen, die Muskeln verstärkt durchblutet. Die Muskelspannung steigt, im Körperinnern wird der Stoffwechsel angeregt. Auf die Abkühlung reagiert der Körper mit neuerlicher Erwärmung und die entsprechende Hautpartie wird schließlich rosig und warm.

Für den Frauenalltag heißt das: Morgens nach dem warmen Duschen einmal kurz Arme, Beine, Po, Brüste und Gesicht kalt abbrausen. Immer von außen nach innen, von unten nach oben, von rechts nach links, damit „das Herz nicht erschrickt". In der Nierenregion bitte zurückhaltend sein, denn die Nieren haben Kälte nicht gerne, gerade die Nieren der Damenwelt. Eine ebenso einfache wie erfrischende Anwendung für unterwegs ist, die Handgelenke unter einen Wasserhahn mit kühlem Wasser zu halten – die „Tasse Kaffee der Naturheilkunde".

KRÄFTIGEND UND REINIGEND

Petersilie als Eisenlieferant

„Bei Blutarmut trinken: einen frischgepressten Saft aus 210 g Karotten, 120 g Sellerie, 60 g Petersilie und 90 g Spinat." (Anita Backhaus, 1965)

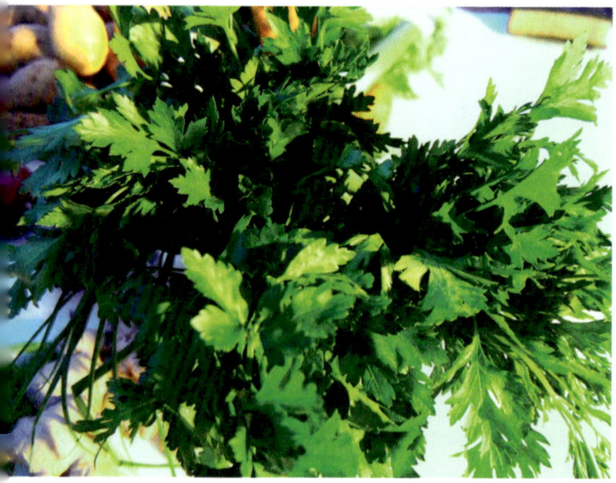

Die bescheiden auftretende Petersilie findet viel zu wenig Beachtung, und das zu Unrecht. Unser Körper braucht Eisen für Stoffwechsel, Zellbildung, Sauerstofftransport und vieles mehr. Fehlt Eisen, sind wir blass, müde und antriebsarm. Petersilie enthält eine ausgewogene Mischung aus Vitamin C, Chlorophyll, Eisen und Kalzium und ist damit für Frauen mit Eisenmangel ein hervorragendes Pflänzchen – wird doch Eisen in Kombination mit Vitamin C deutlich besser aufgenommen als allein. Zudem schmeckt der zarte grüne Kraftspender frisch oder gefriergetrocknet auch noch richtig gut im Pesto zu Nudeln, fein gehackt im Quark oder üppig verwendet im Tabouleh für den Mädelsabend.

Brennnesseln für das Blut

***„Die Brennessel ist unsere beste blutreinigende und gleichzeitig blutbildende Heilpflanze ... Ich trinke morgens nüchtern eine halbe Stunde vor dem Frühstück eine Tasse und ein bis zwei Tassen tagsüber schluckweise. ... Ich fühle mich nach einer solchen Trinkkur unbeschreiblich wohl und habe jedesmal das Gefühl, dreimal soviel leisten zu können als gewöhnlich."** (Maria Treben, 1980)*

Die Brennnessel ist sicherlich eine unserer besten einheimischen Heilpflanzen. Weise Kräuterfrauen vergangener Tage sprachen bereits von der „blutreinigenden" Wirkung der Brennnessel. Maria Treben empfiehlt die Brennnessel unterstützend zur Behandlung zahlreicher Erkrankungen. Die Brennnessel führt dem Körper in der Tat viele Mineralien zu und regt andererseits ausscheidende

Organe an, vor allem die Nieren. Die Brennnessel wirkt durchspülend, entzündungsmindernd, immunmodulierend, antiarthrotisch und schmerzlindernd. Brennnesseln sollten für eine Teezubereitung des besseren Geschmacks wegen zu gleichen Teilen mit Minze sowie Löwenzahnwurzel und -kraut oder gerne auch fruchtbetont mit Zitronenmelisse, griechischem Bergtee oder Lemongras gemischt werden.

Brennnesseltee

Zubereitung: In einer Tasse 1 gestrichenen Teelöffel Brennnesselblätter mit ca. 150 ml nicht mehr kochendem Wasser übergießen und zugedeckt 5–10 Minuten ziehen lassen. Den Tee schluckweise trinken. Als reinigende Frühjahrskur über 4–6 Wochen dreimal täglich 1 Tasse (150 ml) möglichst vor den Mahlzeiten trinken.

Im Reformhaus gibt es konzentrierten Frischpflanzenpresssaft etwa für eine unterstützende Therapie bei rheumatischen Beschwerden und zur Verbesserung der Harnausscheidung. Der Saft kann in Buttermilch eingerührt werden und kommt dann auch gleich der Darmflora zugute. Und für die Schönheit ist er auch gut: Die Einnahme von Brennnessel- wie auch Löwenzahnsaft über einen Zeitraum von 6 Wochen macht die Haut feuchter und elastischer.

Kartoffeln zur Entsäuerung

„Die Kartoffel macht dick, wenn sie geschält, mit reichlich Kochsalz gekocht, gebraten oder mit fetter Soße verzehrt wird. Aber sie allein ist völlig schuldlos an ihrem schlechten Ruf.“ (Anita Backhaus, 1965)

Ein Entlastungstag in der Woche mit Pellkartoffeln tut gut. Mit Kartoffeln? Richtig gelesen: Als Salzkartoffeln, Kartoffelpüree, Pommes frites oder Kroketten treiben Kartoffeln wegen würziger, fettiger Zusätze den Blutzuckerspiegel in die Höhe. Als ungesalzene Pellkartoffeln oder Backkartoffeln aber wirken sie dank ihres hohen Kaliumanteils entwässernd und durch die vielen Mineralien basisch. Daneben enthalten Kartoffeln Stärke, die Vitamine C, B1, B2, B6 und Niacin, Schleimstoffe, Mineralstoffe und Spurenelemente wie das schon erwähnte Kalium und auch Magnesium, Phosphor, Kupfer und Eisen.

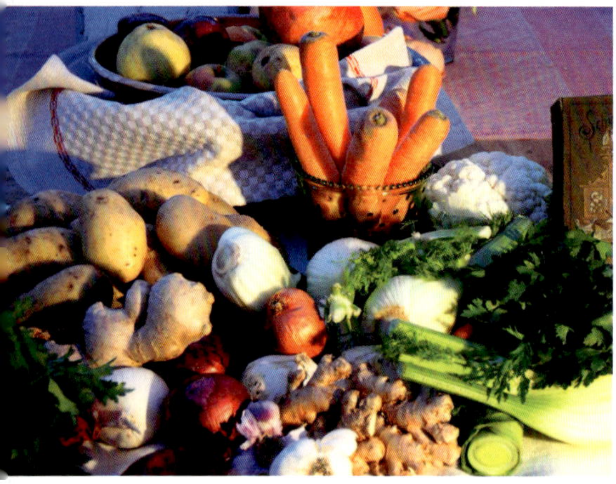

Gegen Sodbrennen und zur Neutralisierung überschüssiger Magensäure wirdKartoffelsaft eingesetzt, auch in der Schwangerschaft. Man kann den entsäuernden Saft aus selbst geriebenen Kartoffeln gewinnen, praktischer aber ist der naturreine konzentrierte Pflanzensaft aus dem Reformhaus. Schleimstoffe darin legen zudem einen schützenden Film über die Magenschleimhaut, wirken entzündungshemmend und wundheilungsfördernd.

„Himmel und Erde" als Schonkost

„Himmel und Erde", das sind „Äpfel über und unter der Erde", also Äpfel mit Kartoffeln gekocht. Mit gebratener Blutwurst wurde und wird das Gericht vor allem in Schlesien, im Rheinland und in Westfalen geschätzt. „Himmel und Erde" ist leicht verdaulich und vor allem fettarm – die perfekte leichte Krankenkost für viele Fälle sowie ein sehr gutes Rezept für Entlastungs- und Fastentage. Zurückhaltend gewürzt taugt das Gericht auch zur leberschonenden Ernährung, wie sie schon in einem Lehrbuch der Wirtschaftlichen Frauenschulen von 1927 erwähnt wurde.

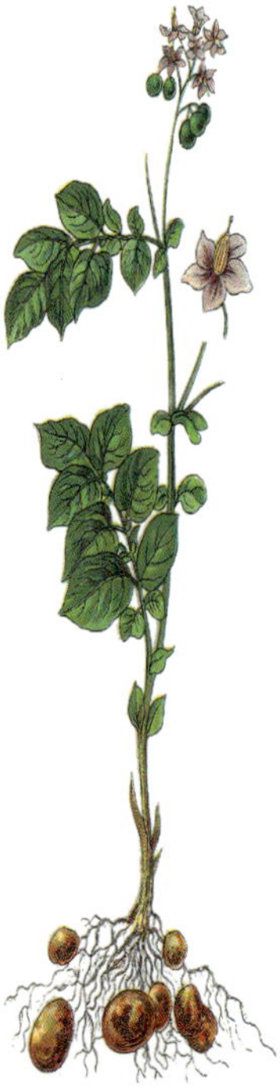

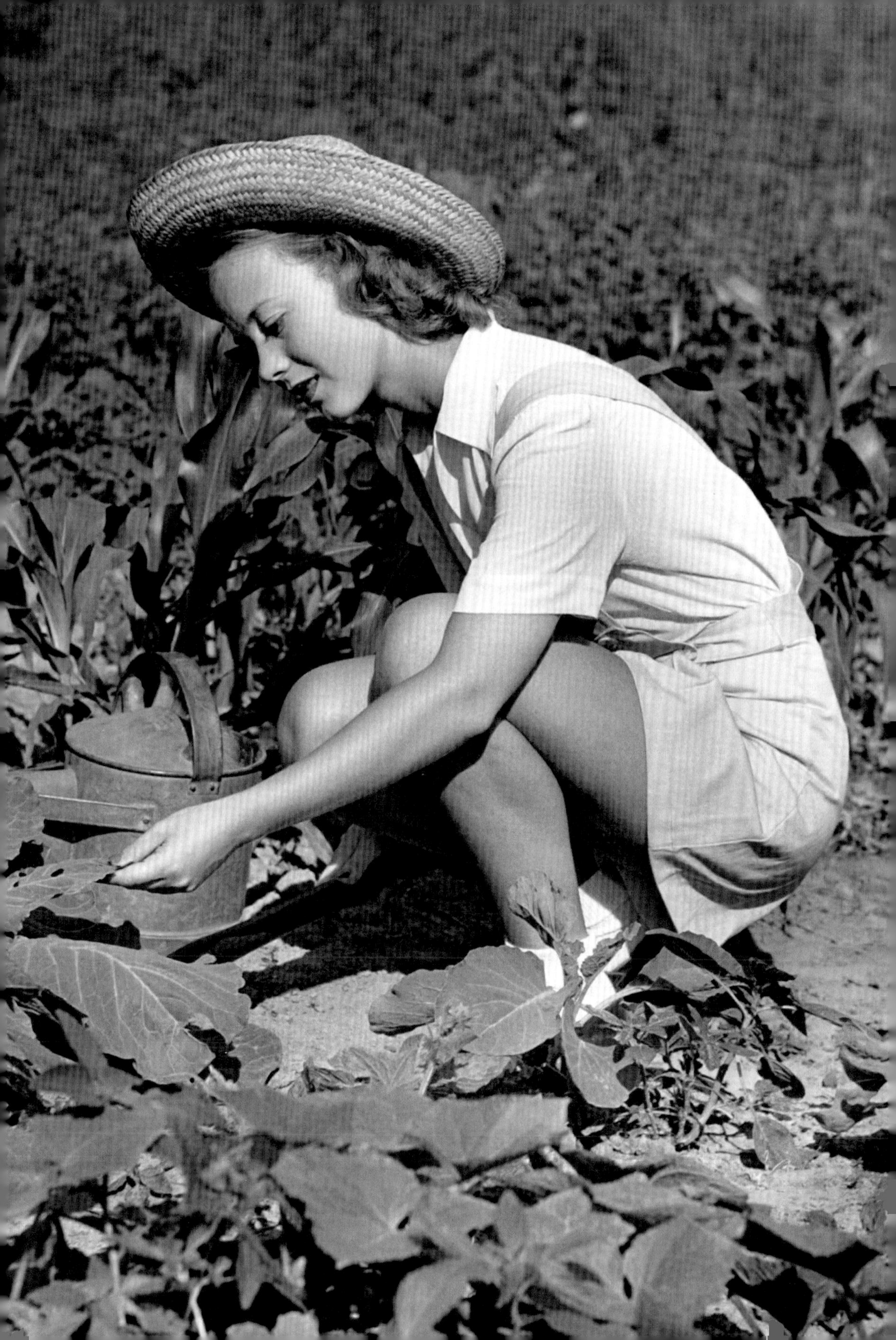

Kohl macht schlank

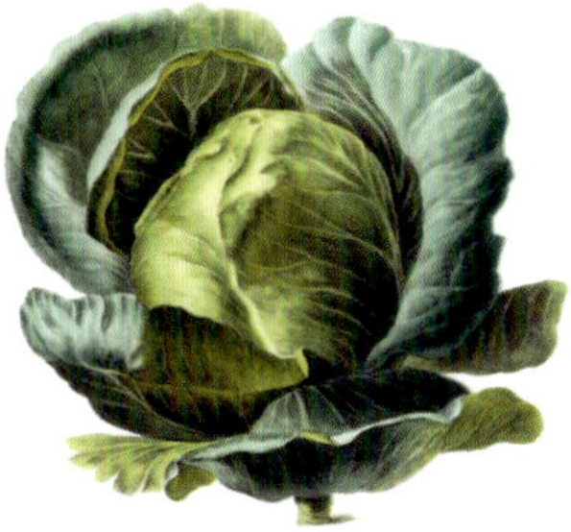

Kohl galt lange als „Arme-Leute-Essen“. Mittlerweile aber hat Kohl – Weißkohl, Grünkohl, Spitzkohl & Co. – Hochkonjunktur. Die „magische Kohlsuppe“ gilt als Schlankmacher – und das nicht ohne Grund. Kohl enthält viele Ballaststoffe und macht dadurch satt, ohne kalorienreich zu sein. Er liefert wichtige Vitamine, Spurenelemente und Mineralstoffe, daneben antibiotisch wirkende Senfölglykoside. Statt Diätsuppe oder fettreichem Kohl-Mettwurst-Gericht mundet ein fein gewürzter vegetarischer Eintopf mit Kartoffeln, Zwiebeln, Tomatenmark und Gemüsebrühe, abgerundet mit Paprika, Knoblauch, Kümmel, Thymian, Majoran, Lorbeer, Salz und Pfeffer. Oder eine russische Borschtsch-Suppe aus Weißkohl, Roter Bete, Karotten, Kartoffeln, Sellerie, Zwiebel, Gemüsebrühe und Gewürzen, serviert mit saurer Sahne und Petersilie.

Kohleintopf mit Birnen

Zutaten: ½ Kopf Weißkohl, 250 g Sellerie, 250 g Kartoffeln, 1 Bund Lauchzwiebeln, Butter zum Dünsten, 100 g getrocknete Birnen (eingeweicht) Gemüsebrühe zum Auffüllen, 1 kleines Glas Weißwein, Salz, Pfeffer, gehackte Petersilie zum Bestreuen.
Zubereitung: Das Gemüse putzen und klein schneiden, in etwas Butter andünsten, die kleingeschnittene Birnen zugeben und mit Gemüsebrühe bedecken. 20 Minuten garen lassen. Ein kleines Glas Weißwein zugeben, mit Salz und Pfeffer würzen und mit gehackter Petersilie servieren.

Multitalent Kamille

„Bei einem Ärger sollte man sich jedesmal eine Schale Kamillentee brühen; die Beruhigung tritt sofort ein, bevor noch das Herz Schaden erleidet. Sehr zu empfehlen ist ein trockenes Kräuterkissen als warme Auflage auf schmerzende Stellen.“ (Maria Treben, 1980)

Die Kamille ist die beliebteste Heilpflanze überhaupt. Wer denkt nicht an sie, wenn es um Magen-Darm-Krämpfe oder um Husten und Erkältung geht? Und das nicht ohne Grund: Wohl keine andere Heilpflanze hat eine so ausgewogene Mischung an Inhaltsstoffen, die sich gegenseitig optimal ergänzen: ätherische Öle, Flavonoide (Farbstoffe) und Schleimstoffe. Durch diesen Wirkstoff-Cocktail wirkt die Kamille entzündungshemmend, krampflösend und wundheilungsfördernd, außerdem antibakteriell, antiviral und antimykotisch, immunstimulierend und desodorierend. Mit Kamillentee oder verdünnter Kamillentinktur kann man bei Entzündungen im Mundraum gurgeln, innerlich wird Kamillentee bei Magen-Darm-Erkrankungen eingesetzt. Gerade bei einer Magenschleimhautentzündung wirkt eine sogenannte Rollkur mit Kamillentee lindernd: Morgens auf nüchternen Magen ¼ Tasse Tee trinken, 5 Minuten auf die linke Seite legen, dann ¼ Tasse Tee trinken, 5 Minuten auf den Rücken legen, ¼ Tasse Tee trinken, 5 Minuten auf den Bauch legen und schließlich den Rest trinken und 5 Minuten auf die rechte Seite legen. So wird die komplette Magenschleimhaut mit Tee benetzt. Ein altes Hausmittel, ebenfalls bei Magenschmerzen und Gastritis, ist die Kombination von Kamille mit krampflösendem Kümmel, basischer Kartoffel und schleimbildenden Leinsamen, bekannt als „Kü-Ka-Lei-Wa".

Neben der Heilwirkung für Atemwege, Magen und Darm hat die Kamille eine nervenstärkende und beruhigende Wirkung. Sie galt traditionell als Helfer der Frauen und Mütter. Dies zeigt sich auch in ihrem Namen. Nicht umsonst heißt die Kamille Matricaria chomimalla oder Matricaria recutita (nach dem lateinischen „mater", die Mutter).

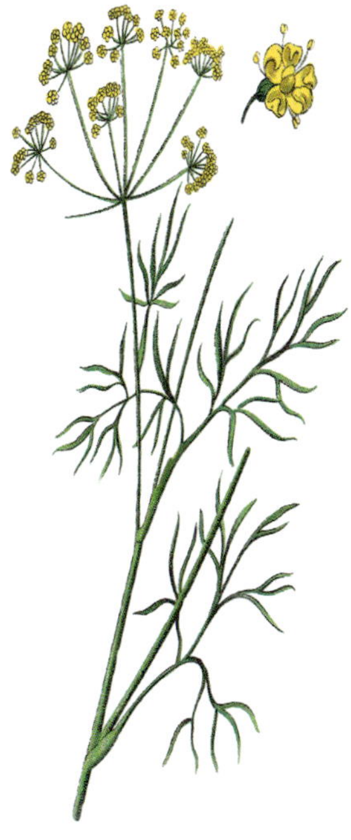

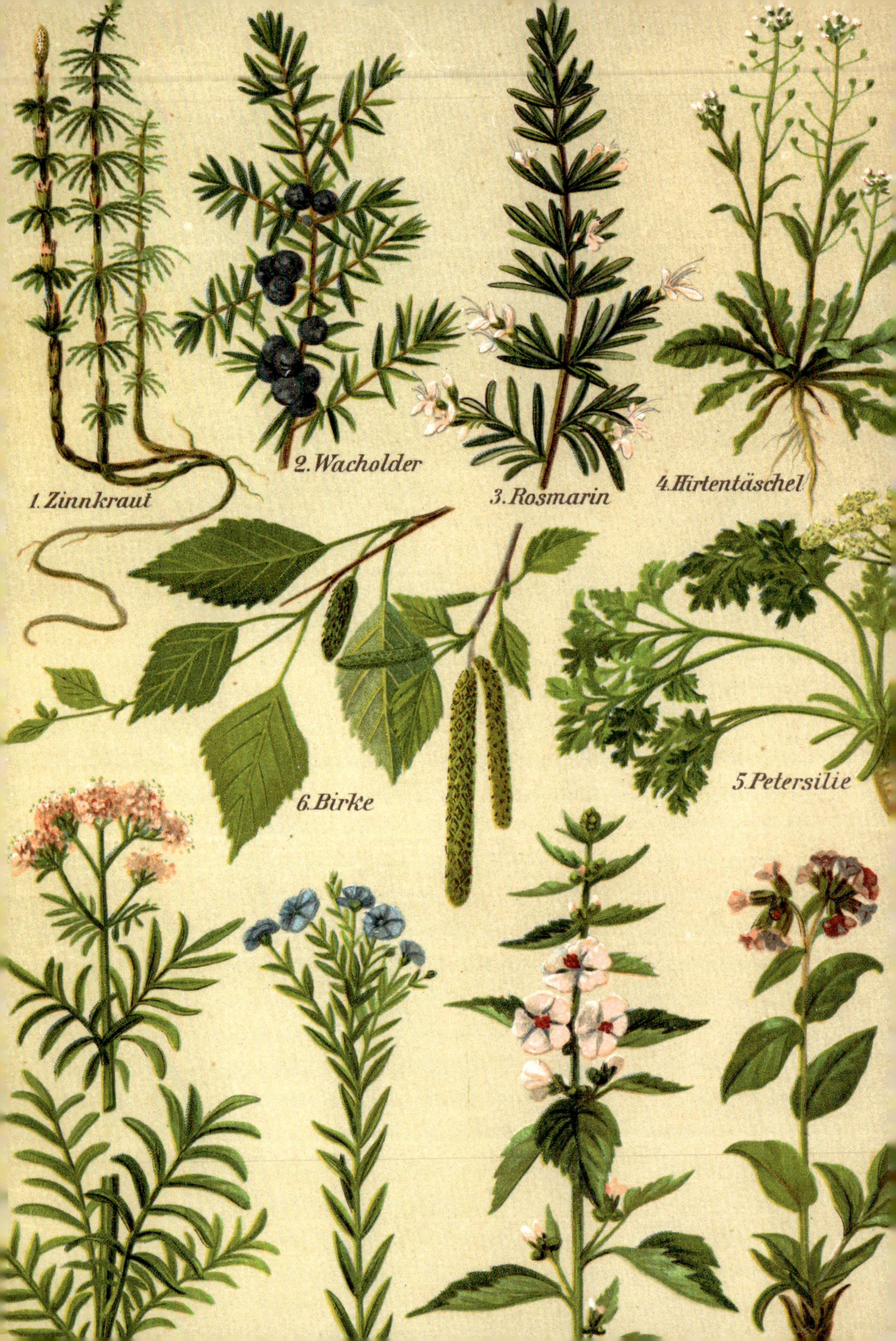
1. Zinnkraut
2. Wacholder
3. Rosmarin
4. Hirtentäschel
5. Petersilie
6. Birke

„Kü-Ka-Lei-Wa" und Frauenleiden

Zubereitung: 1 Kartoffel schälen und klein schneiden. Mit 2 TL Leinsamen (geschrotet oder ungeschrotet) und 1 TL Kümmelsaat in 1 l Wasser 20 Minuten köcheln, dann abseihen. In eine Thermoskanne füllen und über den Tag verteilt in kleinen Schlückchen langsam trinken. Frauen dürfen an die Kamille in folgenden Fällen denken:

- Bei Menstruationskrämpfen: Tee aus Kamillenblüten oder Kamillenblüten und Schafgarbenkraut oder Kamille, Schafgarbe und Fenchel zu gleichen Teilen mischen und trinken.
- Bei Schwangerschaftsübelkeit: Kamille, Fenchel, Melisse und Minze zu gleichen Teilen mischen.
- Nach Entbindungen (Dammriss, Dammnaht) oder bei Erkrankungen des Analbereiches als Sitzbad (Kamille als alkoholischer Auszug, nicht als Tee).
- Bei Candida-Befall unterstützend als Vaginal-Spülungen.
- Bei Hämorrhoiden als Kompressen.
- Bei Blasenentzündung als Sitzbad.
- Mit Fenchel, Melisse und Hopfen als Schlafkissen, auch für Kinder.
- Bei unreiner Haut als Waschung.

Achtung: Kamillentee nicht anwenden bei Korbblütler-Allergie, als Spülung gegen Bindehautentzündung (winzige Schwebeteile der Blüte verletzen die Hornhaut, Austrocknung der Augen). Immer in der Apotheke kaufen und Dosierung und Ziehzeit vorsichtig der persönlichen Verträglichkeit anpassen.

Apfelessig vitalisiert

Apfelessig ist ein echter Allrounder und aromatisiert nicht nur Salat. Äpfel enthalten viele Vitamine, Mineralien und Spurenelemente. Hinzu kommen beim Apfelessig Inhaltsstoffe wie Enzyme, Essigsäure, Tannine und vieles mehr. Durch sie wirkt Essig konservierend und desinfizierend, Fäulnisbakterien werden abgetötet. Der Genuss von Apfelessig trägt dazu bei, die Darmgesundheit zu verbessern und wirkt so positiv auf das Immunsystem.

Apfelessig sollte man nicht nur zum Kochen verwenden, sondern auch als Drink für „Vitalkuren", zum Gurgeln (1 Schuss Essig auf 1 Glas Wasser) bei Zahnfleischentzündungen, zum Einreiben von Krampfadern (1 Schuss Essig auf 1 Glas Wasser), als Haarspülung (750 ml warmes Wasser mit ¼ Tasse Apfelessig).

Apfelessig-Honig-Drink gegen Erschöpfung

Zubereitung: 2 TL guten Apfelessig mit 1 TL hochwertigen Honig in 1 Glas Wasser oder Mineralwasser auflösen. Apfelessig führt Mineralien zu und wirkt keimmindernd im Darm, Honig enthält Vitalstoffe und Enzyme und wirkt gesundheitsfördernd. Defizite werden aufgefüllt, der Stoffwechsel wird verbessert.

Zitronen-Orangen-Essig

Zubereitung: Schale von je ½ Bio-Orange und -Zitrone in Streifen abschneiden, die Orange filetieren. Fruchtfleisch und Schalenstückchen in einer Glasflasche mit 500 ml hochwertigem Apfelessig übergießen. Verschlossen, kühl und dunkel gelagert 3 Wochen durchziehen lassen.

AUFLAGEN UND MASSAGEN

„Auch das Kneten und Rundstreichen (von rechts nach links, wie die Kaffeemühle geht) des Leibes befördert den Stuhlgang.“ (Klara Muche, 1907)

Verstopfung oder Darmträgheit ist ein leidiges Thema. Klug ist es, zunächst einmal „mechanische“ Unterstützungsarbeit durch Massagen und durch Temperaturreize zu leisten, damit die entsprechenden Reflexe für den Weitertransport ausgelöst werden. Seit Generationen ebenso erprobt und wirkungsvoll: den Darminhalt bewusst vergrößern. Gerade Gemüse und Vollkorngetreide enthalten unverdauliche Ballaststoffe, die wieder ausgeschieden werden. Leinsamen – heute auch Flohsamen oder Chia-Samen – enthalten Quellstoffe, die (wichtig!) bei reichlicher Wasserzufuhr im Darm quellen. Auch Backpflaumen helfen erwiesenermaßen gegen Verstopfung.

Selbstgemachte Pflaumenbällchen

100 g Trockenpflaumen mit der gleichen Menge geriebener Mandeln mischen, 1–2 TL Johannisbeergelee, Pflaumenmus oder Honig dazugeben. Mit Zimt und 1 Prise gemahlene Nelken würzen. Alles gründlich durchkneten, kleine Kugeln formen und in Sesam oder Kokosflocken wälzen. Lecker!

Kohl und Retterspitz bei Brustentzündung

Mittlerweile werden Kohlauflagen bei Brustentzündung auf der Wochenstation der Berliner Charité angewendet. Kohlblätter wirken entzündungshemmend, die Auflage zudem kühlend. Dazu die äußeren gewaschenen und trocken getupften Weißkohlblätter ohne Strunk und dicke Blattadern auf einem Resopalbrettchen (Holzbrettchen riechen sonst zu sehr nach Kohl) mit einer sauberen Glasflasche rollen, bis etwas Saft austritt. Die Blätter dachziegelartig auf die Brust legen. Mit einer Mullbinde oder einem altem BH fixieren. Die Auflage kann für Stunden belassen werden, sie sollte aber entfernt werden, falls sich der Kohl verfärbt. Die Haut anschließend vorsichtig säubern und sorgfältig eincremen (Brustwarzen auslassen).

Alternativ mit „Retterspitz Äußerlich" eine Auflage herstellen – das wirkt entzündungshemmend und schmerzlindernd. Auf jeden Fall gilt insbesondere für Schwangere: keine Alleingänge, sondern bitte alle Aktionen vorher mit der Hebamme absprechen!

Auflagen bei Krampfadern

Quark kühlt, wirkt entzündungsmindernd, abschwellend und regt vermutlich den Lymphfluss an. Benötigt werden frischer, zimmerwarmer Magerquark, Gaze oder Kompressen aus der Apotheke, ein sauberes Geschirrtuch oder eine Mullbinde und ein Frotteehandtuch. Die Kompresse auseinanderfalten, den Quark mittig 0,5 cm dick auftragen, alles zu einem Päckchen einschlagen. Je nach Größe des betroffenen Bereichs eine oder mehrere Kompressen vorbereiten und auflegen. Mit der Mullbinde oder einem Geschirrhandtuch fixieren. Das Frotteehandtuch unterlegen – aus den Quarkkompressen tropft die flüssige Molke.

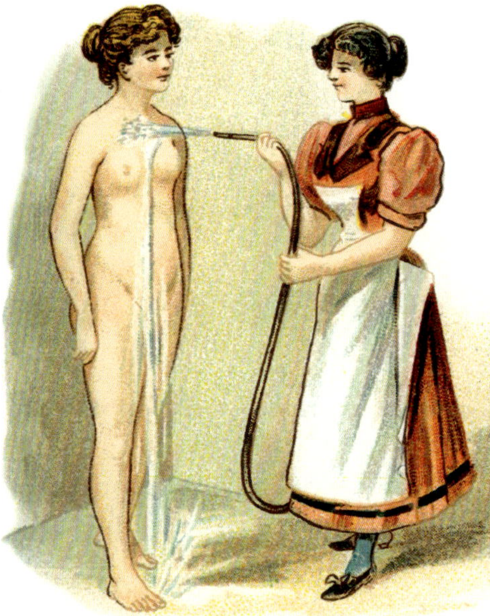

Wichtig: Wenn Quarkauflagen kühlen sollen (und das sollten sie unbedingt bei Krampfadern!), dürfen sie nur aufliegen, bis sie beginnen zu trocknen. Das dauert maximal 20 Minuten. Trockener

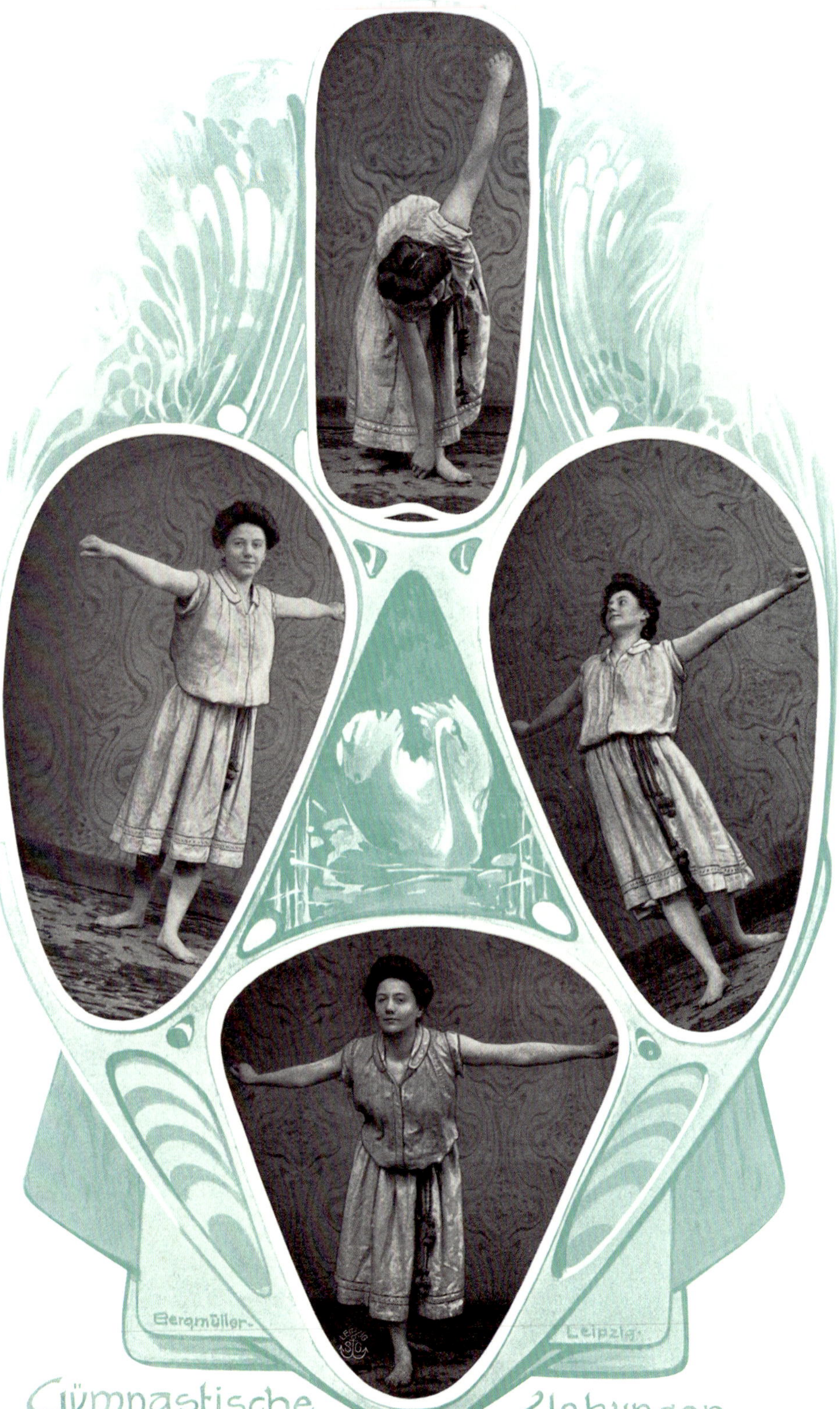
Bergmüller-
Leipzig.
Gÿmnastische Uebungen

Quark staut Wärme – und hat dann keine kühlende Wirkung mehr. Die Haut im Anschluss trocken tupfen und eincremen, die Kompresse entsorgen.

Leinöl in den Wechseljahren

„Leinöl hat zu allen Zeiten Wunder gewirkt. Fette beherrschen den gesamten Stoffwechsel, Energiegewinn und Zellneubildung stärker als jedes andere Nahrungsmittel." (Johanna Budwig)

Johanna Budwig befasste sich mit der Erforschung der Wirkung ungesättigter Fettsäuren im menschlichen Stoffwechsel. Sie ist der Überzeugung, diese Fette trügen in besonderem Maße dazu bei, „die Lebens-Batterie neu aufzuladen" (Budwig, Vortrag 1959, Zürich). Wer von den „guten" Fettsäuren, vor allem von Omega-3-Fettsäuren, die bis zu 70% der Fettsäuren von Leinsaat ausmachen, profitieren möchte, sollte die Leinölsamen gut gekaut, als geschrotete Leinsamen oder gleich in Form von Leinöl zu sich nehmen. Doch Vorsicht: Leinöl wird jedoch wegen des hohen Anteils an ungesättigten Fettsäuren sehr schnell ranzig und hat dann eher schädliche Wirkungen. Daher ist es wichtig, das Öl licht- und luftgeschützt aufzubewahren oder besser noch, frisches Öl aus einer guten Ölmühle in kleinen Portionen einzufrieren und dann immer frisch aufgetaut zu verwenden. Tipp: Jeden Tag 1 TL Leinöl auf Müsli oder Frühstücksbrei geben und ab und an Pellkartoffeln mit Quark und Leinöl zubereiten. Leinsamen wirken verdauungsfördernd, wenn sie mit viel Wasser aufgenommen werden, denn sie quellen im Darm. Bei Wechseljahresbeschwerden ist die Einnahme von 1–2 TL Leinöl täglich empfehlenswert. Verantwortlich für die positive Wirkung auf das Wohlbefinden sind allerdings nicht die Fettsäuren, sondern die sogenannten Lignane, die zur Gruppe der Phytoöstrogene gehören. Das sind zwar keine Hormone, die Lignane docken jedoch an Hormonrezeptoren an und können – wenn auch in viel, viel geringerem Ausmaß – wie Östrogen wirken und damit Hormonschwankungen ausbalancieren. Belegt ist eine positive Wirkung bei Hitzewallungen.

„Diese Übungen sind geschickt zusammengestellt; sie erhalten die Geschmeidigkeit der Gelenke und wirken mächtig auf innere Organe." (Anna Fischer-Dückelmann)

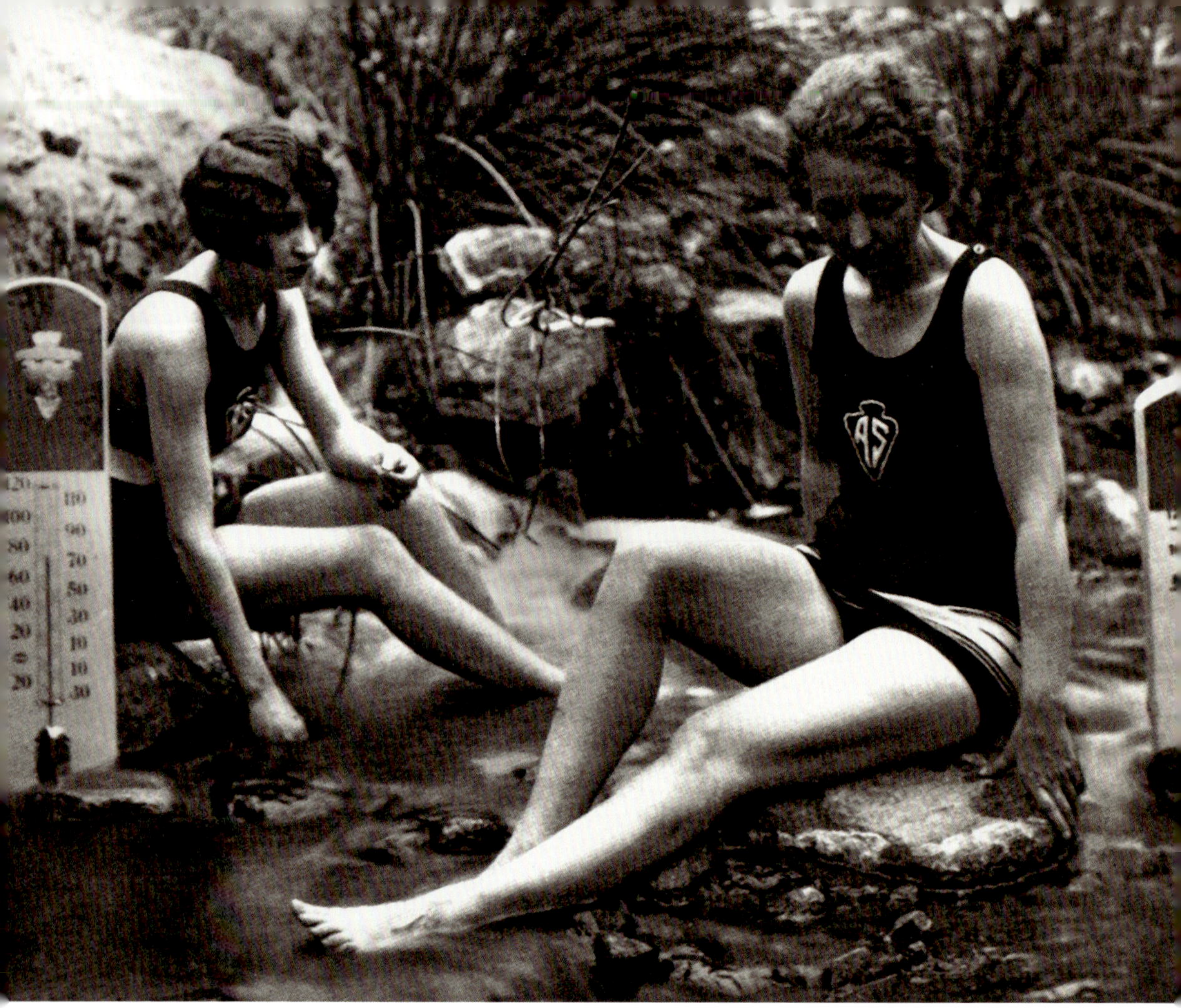

Zufriedenheit und Entspannung als Voraussetzung für Gesundheit

Nieren- und Pulswärmer

Gravierende Erlebnisse „gehen an die Nieren", an die Substanz. Etwas „auf Herz und Nieren" prüfen heißt, es genau anzuschauen. Nieren übernehmen wichtige Körperfunktionen, sie filtern das Blut und sorgen dafür, dass schädliche Stoffe aus dem Körper transportiert werden. Klug ist es in jedem Fall, das wussten schon unsere Großmütter, die Nieren schön warm zu halten. Am besten mit Nierenwärmern, die eine Renaissance in zeitgemäßer Form erleben. Sie halten warm und sehen heutzutage gut aus, manche Nierenwärmer lassen sich sogar zum Top umfunktionieren.

Innen am Handgelenk verlaufen wichtige Arterien direkt unter der Haut. Das ist zwar praktisch, um den Puls zu messen, gleichzeitig kühlt hier das Blut aber leicht aus – die Folge sind kalte Hände. Deshalb sind Pulswärmer oder Stulpen schöne Geschenke, nicht nur für modebewusste junge Mädchen oder hartgesottene Marktfrauen im Winter, sondern für alle enpfindlichen Vertreterinnen des weiblichen Geschlechts.

Natron oder Backpulver für das Fußbad

Basische Bäder sind eine probate Methode, um zu entsäuern. Aus Basenpulvern werden Mineralstoffe über die Haut aufgenommen und binden Säuren, die sich im Körper angesammelt haben. Ob und in welchem Umfang diese Säuren den Stoffwechsel belasten, darüber gibt es unterschiedliche Vorstellungen. Fakt ist jedoch, dass basische Bäder als angenehm empfunden werden, vor allem in Form von Fußbädern. Die sind leicht umzusetzen, sogar am Schreibtisch oder vor dem Fernseher. Alles, was Sie brauchen, sind Wasser, Natron oder Backpulver. Natron (Natriumhydrogencarbonat oder Natriumbicarbonat) hat eine etwas andere Zusammensetzung als Backpulver, basisch wirken aber beide.

Und so geht's: Die Wanne oder Schüssel mit warmem Wasser füllen und 1 Tütchen Natron dazugeben, alternativ 2 Tütchen Backpulver. 20–30 Minuten das Fußbad genießen. Abtrocknen. Eincremen. Wohlfühlen. Gegen müde Füße hilft ein Fußbad mit 1 Handvoll Salz (möglichst Steinsalz, kein Kochsalz), bei Hautpilzen eignet sich als Zusatz ein guter Schuss Essig. In beiden Fällen kein Basenpulver zusätzlich verwenden.

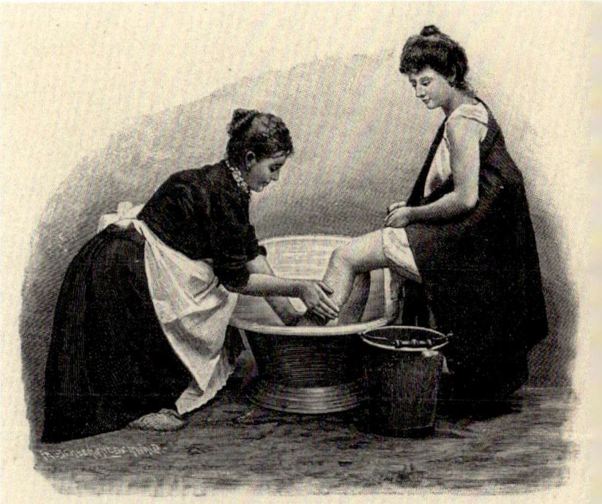

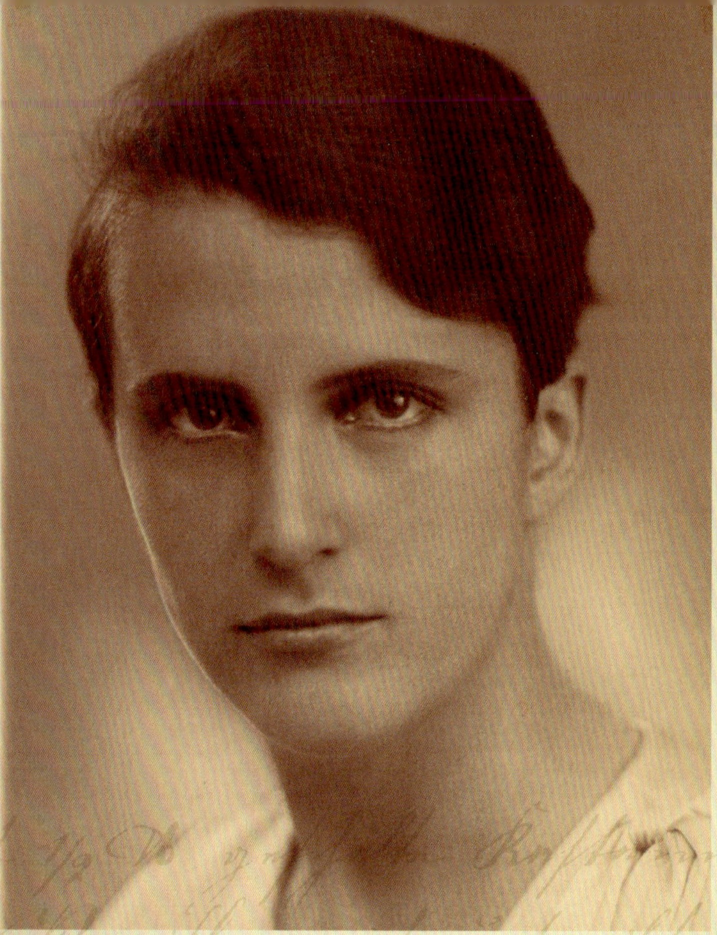

„Es mag genügen, dass ich bisher 32 Jahre über das 1936 ärztlich vorausgesagte wahrscheinliche Ende meines Daseins hinaus am Leben geblieben bin und heute körperlich und geistig ganz gewiss leistungsfähiger und lebensbejahender bin als damals. Dieser großen Gnade bin ich mir täglich dankbar bewusst und bin immer wieder froh, dass ich aus allen den körperlichen Leiden, die mir bestimmt waren, lernen durfte mit der Berufung, nun meinen kranken Schwestern und Brüdern in der Welt zu raten und zu helfen." (Anita Backhaus, 1965)

ANITA BACKHAUS

Anita Backhaus (1898–1971) schrieb nicht nur den wunderbaren Ratgeber *Heilen ohne Pillen und Spritzen* (1960). Sie brachte auch die europäische Naturheilkunde nach Kolumbien und hielt für das kolumbianische Gesundheitsministerium Vorträge über gesunde Ernährung an städtischen Krankenhäusern. 1947 gründete sie das „Instituto Dietético y Fisioterápico Thuringia". Ihr Wissen verbreitete sich über Südamerika hinaus. Als Anerkennung erhielt sie eine Ehrendoktorwürde, außerdem im Juni 1948 von der Emerson University Los Angeles den Titel einer „Profesora de Dietetica".

Die Hinwendung zur Naturheilkunde erfolgte nach einem Leidensweg. Geboren wurde Anita Backhaus in Hannover. Sie arbeitete zunächst als Musiklehrerin und Hauslehrerin und folgte dann ihrem Mann nach Kolumbien. Das dortige Klima jedoch bekam ihr ganz und gar nicht, sie litt unter Tropenkrankheiten und hatte Fehlgeburten. Nach der Geburt des ersten Kindes verschlechterte sich der Zustand der jungen Frau dramatisch. Durch die mehrmonatige Behandlung des naturheilkundlich arbeitenden Arztes Dr. Hans Malten in Deutschland wurde Anita wieder gesund. Besonders beeindruckte sie, dass ihre Heilung durch ganz einfache Maßnahmen erfolgte, die jeder Mensch durchführen kann: eine vegetarische Ernährung mit hohem Frischkostanteil, Bewegung, Gymnastik, Sonnenbäder, Abhärtung durch kaltes Wasser und Trockenmassagen.

Wieder in Kolumbien, befasste sich Anita Backhaus mit den Werken von Kneipp, Schroth, Prießnitz, Bircher-Benner und anderen Naturheilkundigen und besuchte Weiterbildungsveranstaltungen. Ihr Wissen nutzte sie, um anderen Kranken zu helfen. 1960 schrieb sie auf Wunsch ihrer Patienten den Ratgeber, der zeigt, wie man zu Hause etwas für die Gesundheit tun kann.

Rosige Zeiten – Bürsten, Tonerde & Co. für die Haut

„Denn man will ja gern recht ‚schön' sein und bildet sich ein, die Schönheit hinge allein von der äußeren Hautpflege ab. Über solchen Sorgen wird dann ganz vergessen, dass die Haut Poren hat, die von innen heraus sauber gehalten werden müssen, um genügend Sauerstoff aufnehmen zu können."

Anita Backhaus, Naturheilkundlerin

Schöne, vitale Haut verdanken wir vielen Dingen, darunter ganz einfachen, etwa einer an Obst und Gemüse reichen Kost oder einer ballaststoffreichen Ernährung. Denn die Haut ist kein isoliertes Organ, vielmehr ist sie mit den anderen Organen des Körpers eng verbunden und ein wichtiges Ausscheidungsorgan, das stets gut gereinigt und durchblutet sein sollte.

Frauen in aller Welt rubbeln abgestorbene Hautzellen ab. In Afrika wird häufig weiße Tonerde verwendet, in arabischen Ländern das Rasulbad (auch: Rhassoulbad) genossen. Dabei wird der ganze Körper mit einem Brei aus Mineralerde eingerieben, dieser einmassiert oder einfach am Körper getrocknet, dann abgerieben oder abgeduscht. Die Mineralien binden beim Peelen über die Haut ausgeschiedene Säuren und Toxine.

Trockenbürsten ist ein wirkungsvolles Morgenritual für die Körperpflege und zur Verbesserung der Hautdurchblutung. Gebürstet wird immer von der Körperperipherie zum Körperstamm, von außen nach innen, von rechts nach links. Also: am rechten Fuß außen anfangen, in langen Strichen mit leichtem Druck bis zur Hüfte. Dann am rechten Fuß innen von unten nach oben bürsten. Es folgen das linke Bein, der rechte Arm, der linke Arm, Po, Bauch, Brust (hier etwas sanfter). Die Bürste sollte aus Naturborsten sein, es gibt weichere und härtere Borsten, verbreitet ist Pferdehaar. Für das Gesicht gibt es kleine Bürstchen mit weichen Haaren, für Hände und Nägel Hand- und Nagelbürsten.

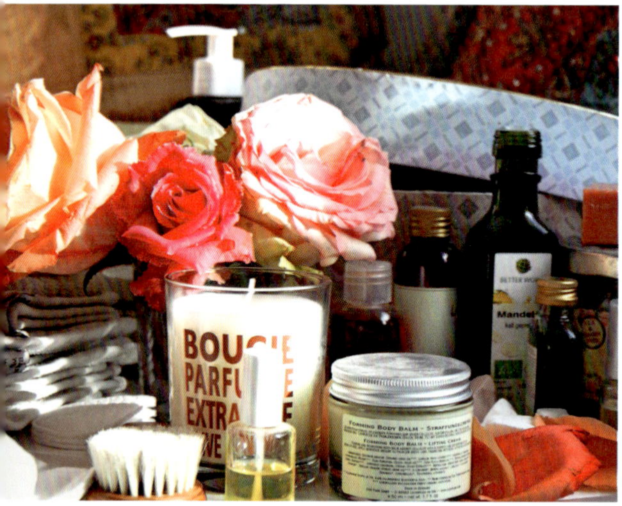

NATÜRLICHE SCHÖNHEIT

Allein im Speiseschrank sind reichlich Peeling-Zutaten vorrätig. Etwas Zucker wird in einem Schälchen mit wenig Öl benetzt und vor dem Duschen auf die angefeuchtete Haut aufgetragen: Durch die kristalline Struktur des Zuckers werden Hautschüppchen abgetragen, das Öl pflegt die Haut. Beim Duschen lösen sich die Kristalle auf und werden abgespült. Alternativ Salz und Öl oder Salz und Honig zu einer dickflüssigen Paste verrühren und den Körper peelen. Salz hat allerdings einen stark durchblutungsfördernden Effekt, die Haut wird rot. Bitte also kein Salz-Peeling direkt vor dem lang ersehnten Dinner zu zweit machen! Nach dem Peeling verwöhnt ein Pflegebad den ganzen Körper. Kleopatra gilt als die Frau, die „in Eselsmilch und Honig" gebadet und dadurch sagenhafte Schönheit erworben haben soll. Historisch gesichert ist das allerdings nicht, wenngleich Eselsmilch als Kosmetik in der Antike zwar nicht üblich (weil viel zu teuer), aber zumindest überhaupt erwähnt wird. Andere Milch hat eine ähnliche Wirkung.

Milch- und Honig-Bad

1 Tasse flüssigen Honig ins warme Badewasser geben, auflösen, danach 1 l Milch (oder weniger) zugeben. Das Bad macht die Haut weich, man fühlt sich gepflegt. Bei Kuhmilchallergie auf Ziegenmilch oder – wenn es eine pflanzliche Alternative sein soll – auf Mandelmilch umsteigen.

Gurkenmaske

Salatgurken sind das perfekte Sommergemüse: sehr wasserhaltig (95 %), energetisch kühlend und mit nur 15 kcal pro 100 g echte Schlankmacher. Seit jeher wurden Gurken aufgrund ihres hohen Feuchtigkeitsgehaltes auch für die Hautpflege eingesetzt – der Klassiker ist die Gesichtsmaske. ½ Bio-Salatgurke waschen, trocken tupfen und in dünne Scheiben schneiden. Auf das Gesicht oder auch auf müde Augen legen. 10 Minuten einwirken lassen.

Gurkenwasser

½ Bio-Gurke auf ein sauberes Stofftaschentuch raspeln und mithilfe des Tuchs auspressen – den ausgetretenen Saft als Gesichtswasser nutzen. Er ist nicht lange haltbar und sollte möglichst frisch zubereitet werden. Alternativ mit einer Gurkenscheibe das Gesicht nach der Reinigung abreiben.

Quark-Honig-Maske

Die Kombination von Honig und Quark für eine Gesichtsmaske hat eine lange Tradition: 1 TL festen Honig mit 1 EL Magerquark (Wasser aus der Packung abgießen oder Quark etwas abtropfen lassen) verrühren. Ein Handtuch umlegen, die Quark-Honig-Maske auf die Gesichtshaut auftragen. 10–20 Minuten (oder bis die Maske anfängt zu tropfen) einwirken lassen. Bei Milcheiweißallergie bitte auf die Anwendung verzichten!

Maske mit Honig, Sahne und Eigelb

Hört sich dieses Rezept nicht so richtig toll an? Genau das ist auch die Wirkung dieser Maske, sie ist nährend und pflegend. Dafür 3 EL Sahne steif schlagen. 1 Eigelb unterheben und etwas Honig unterrühren. Maske auf Gesicht und Hals auftragen (Achtung, sie ist recht flüssig, nicht zu großzügig auftragen), etwa 20 Minuten einwirken lassen, danach abspülen. Wie fühlt sich die Haut jetzt an?

Schneller Lippenbalsam

Lippen brauchen Pflege, gerade im Winter. Honig wirkt pflegend und wundheilungsfördernd: etwas Honig auf die Lippen auftragen und dort 10 Minuten einwirken lassen, erst danach abschlecken! Für die Handtasche natives Kokosöl und Honig zu gleichen Teilen mischen und in einen sauberen Tiegel mit Deckel aus der Apotheke füllen.

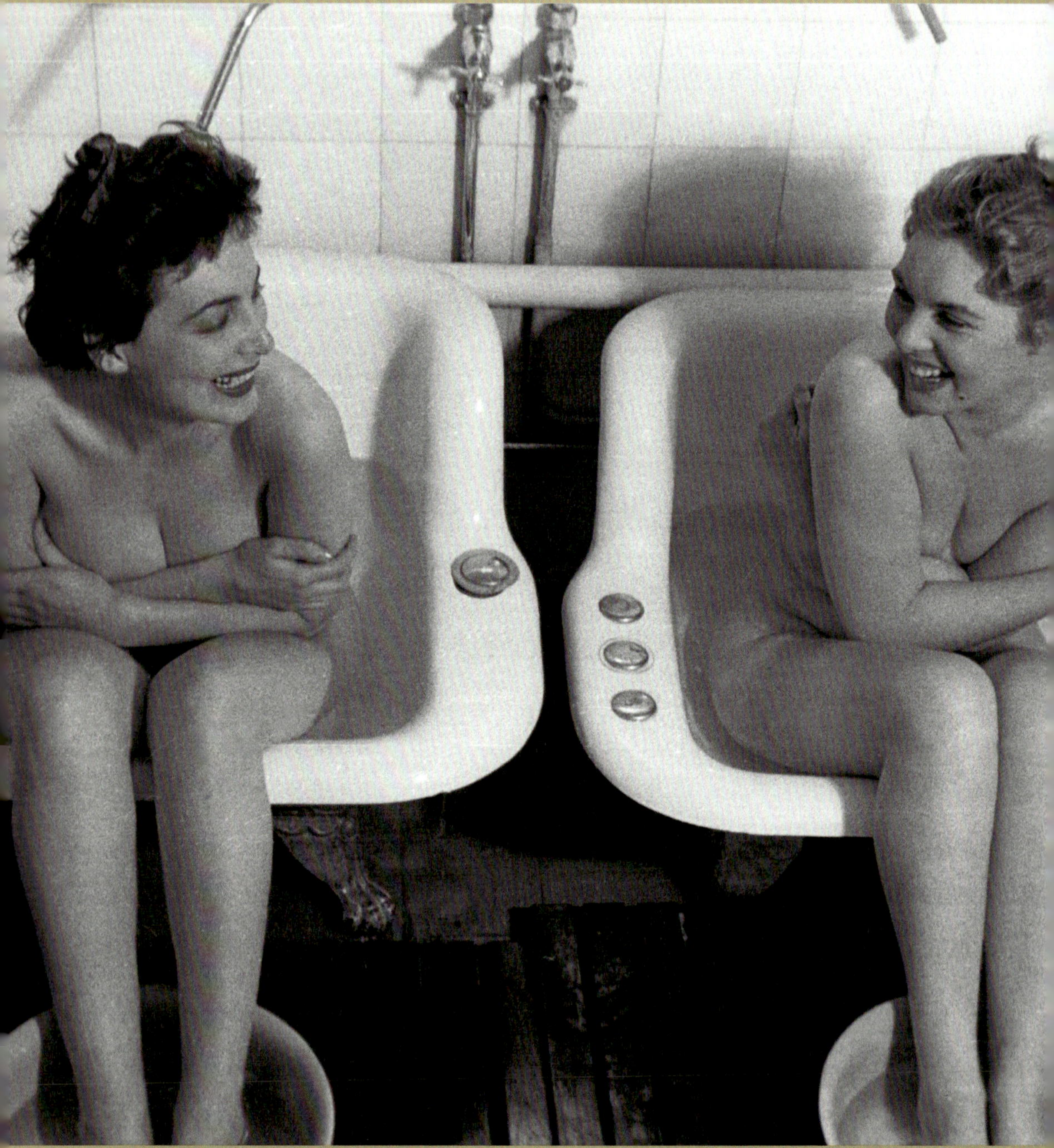

ZUM VERLIEBEN

Frischer Atem

Um den Atem aufzufrischen empfiehlt sich, frische Petersilie zu kauen. In allen Lebenslagen ist ein Pillendöschen gefüllt mit einer Mischung aus Kümmel-, Anis- und Fenchelsamen hilfreich. Sie enthalten ätherische Öle, die durch Zerkauen freigesetzt werden. Ergänzend wirken Koriandersamen, sie fördern die Verdauung, mit etwas Birkenzucker bestreut kommt noch etwas Süße hinzu.
Bitte beachten: Anhaltend schlechter Atem ist ein Symptom für Zahn-, Magen- oder Darmerkrankungen – das muss ein Arzt klären.

Blendend weiße Zähne

Von Natron, Backpulver oder Zitronensaft, die frühere Generationen gerne als Zahnweiß nutzten, sollte man absehen, denn sie greifen den Zahnschmelz an. Die Verwendung von einem Zungenschaber, gründliche Zahnpflege, hochwertige elektrische Zahnbürsten, Zahnseide oder Interdentalbürstchen und regelmäßige professionelle Zahnpflege sind eine gute Grundpflege, gerade für Raucherinnen und Liebhaberinnen von grünem oder schwarzem Tee, Kaffee oder Rotwein. Wer das Zahnfleisch darüber hinaus stärken will, kann es ab und zu mit etwas hochwertigem Salz auf der Zahnbürste durchblutungsfördernd massieren. Das althergebrachte Ölziehen dient vor allem dazu, Krankheitserreger und Toxine zu binden, auch aus den Zahnfleischtaschen und entfernt Zahnbeläge.

Und so geht's: Regelmäßiges Ölziehen entfernt Zahnbeläge: täglich 1 TL Sonnenblumenöl oder Sesamöl 5–10 Minuten durch die Zähne ziehen, ausspucken und die Zähne nachreinigen.

Packungen für schönes Haar

Es gibt zahlreiche Hausmittel, um Haare voller, weicher, glänzender oder farblich intensiver zu machen. Das Spülen der Haare nach der Haarwäsche mit verdünntem Apfelessig ist ein lange bekanntes Schönheitsmittel. Dafür ¼ Tasse Apfelessig in 750 ml lauwarmes Wasser geben. Essig zunächst vorsichtig dosieren und erst geringe Dosen ausprobieren! Gegen Haarausfall oder Schuppen kann das leichte Einmassieren dieser Lösung in die Kopfhaut behandlungsunterstützend wirken. Wichtig: hochwertigen Essig verwenden, keinen Essig mit zu hohem Essigsäureanteil oder Essigessenz. Bei mit Kräuterzusätzen gefärbten Haaren sollte Essig zurückhaltend verwendet werden. Bei einigen Anwendungen kann es „Nebenwirkungen“ geben: Eigelb mit Honig (Eigelb macht das Haar leicht strohig), Eigelb mit Honig und Öl, Packungen mit Kamillentee (hellt leicht auf, trocknet aber aus), mit schwarzem Tee (bei braunem Haar), mit Grüntee (für mehr Glanz), helle Strähnen werden intensiver mit Zitronensaft, Bier dient als Festiger im Haar. Bei jeder Anwendung, also auch bei Produkten auf pflanzlicher Basis, kommt es zu einem Zusammenspiel mit den natürlichen Pigmenten des Haars, aber auch mit denen aus Färbungen und Tönungen. Testen Sie zunächst an einer Strähne!

Ölpackung

Am Abend vor der Haarwäsche Sonnenblumen- oder Kokosöl in die Spitzen oder ins gesamte Haar einarbeiten und am nächsten Tag auswaschen. Durch die lange Anwendungszeit wird das Haar intensiv gepflegt. Man sollte dabei ein ausrangiertes Kopfkissen mit Bezug für die Nacht verwenden, darauf noch ein altes Frotteehandtuch legen. Die Haare über Nacht mit Frischhaltefolie am Kopf fixieren. Alternativ an einem freien Tag etwas Öl für einige Stunden einmassieren und vor dem Schlafengehen wieder auswaschen.

ÖL UND HONIG FÜR SCHÖNE HÄNDE

Zum Beautyprogramm – Gesichtsdampfbad, Maske, Haarkur, dazu das Glas Wein und die Lieblings-DVD – gehört auch die Handpflege. Öl und Honig sind wieder die beiden wichtigsten Ingredienzien. So schön ist der Feierabend!

Einmalhandschuhe bereitlegen, das Lieblingsöl aus der Küche, alternativ Mandelöl oder Arganöl und flüssigen Honig zu gleichen Teilen mischen. Für eine Handpackung braucht man jeweils etwa 1 TL. Die Hände wie beim Händewaschen einreiben, in Einmalhandschuhe schlüpfen und die Handpackung nach 10–15 Minuten abspülen. Natürlich gibt es auch die Kurzversion: nach dem Abwasch die fleißigen Hände noch 2 Minuten mit Öl oder Öl und Honig pflegen, die Hände kurz in die Luft halten, abwaschen und abtrocknen.

STRAFFER & FESTER – ÜBUNGEN FÜR SCHÖNE BRÜSTE

Brüste sind in jeder Hinsicht einzigartig, die kleinen festen wie die großen voluminösen. Sie verändern sich im Laufe des Lebens. Stillen ist übrigens nicht daran schuld, dass der Busen nach einer Entbindung nicht mehr so aussieht wie vorher. Auch ohne Stillen würde er wieder „schrumpfen". Ob er dabei die Form verändert, hängt von vielem ab, was wir nicht beeinflussen können, zum Beispiel dem Zustand des Bindegewebes oder dem Wachstum der Brüste in der Schwangerschaft selbst. Auf die Form haben wir keinen Einfluss, aber auf Muskulatur und Straffheit der Haut. Einfach jeden Tag nach der Dusche ein- bis zweimal mit dem Duschkopf und kaltem Wasser um die Brust kreisen, das trainiert die Muskeln und fördert die Hautdurchblutung schonend.

„BUTTERFLY" & CO.

Die Arme seitlich waagerecht hochhalten, am besten dabei gefüllte Wasserflaschenhalten. Die Unterarme im 90-Grad-Winkel heben und vor der Brust zusammenführen, ca. 50 Mal öffnen und zusammenführen.

Alternativen: Die Hände auf Schulterhöhe vor der Brust mit den Handflächen wiederholt und anhaltend fest aneinanderdrücken. Oder ein Handtuch einrollen, mit beiden Händen vor der Brust festhalten, die Ellbogen bleiben waagerecht. Jetzt das Handtuch mit den Händen auseinanderziehen. Anspannen. Lockerlassen. Wiederholen.

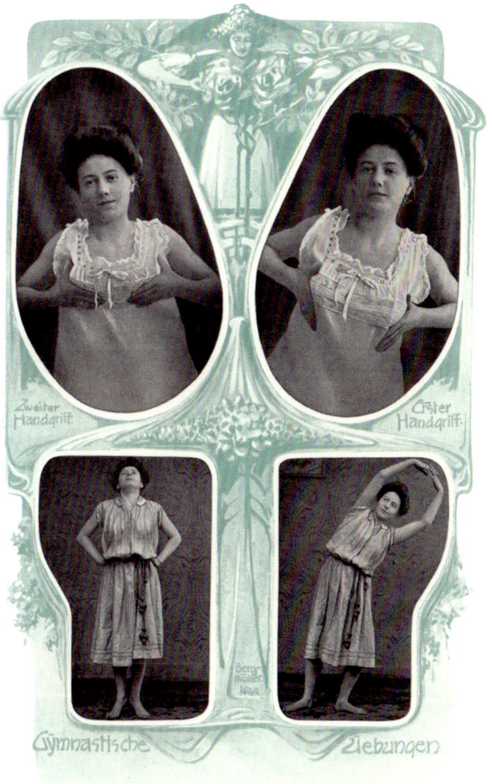

UNSERE WICHTIGE STÜTZE – DER GUT SITZENDE BH

„Eine andere Ursache großer Blutkreislaufstörungen ist enge, abschnürende Kleidung: Mieder, enge Halskrägen, Strumpfbänder, enge kleine Schuhe mit hohen Absätzen, enge Hüte, Handschuhe." (Maria Schlenz, 1935)

Je älter man wird und gerade in besonderen körperlichen Belastungsphasen wie der Schwangerschaft und Stillzeit lohnt es sich, in einen wirklich guten Büstenhalter zu investieren. In einem Fachgeschäft spürt man schon am sachkundigen Blick der kundigen Verkäuferin, dass man hier genau das Modell erhält, mit dem man sich zwei Minuten später schön und begehrenswert fühlt. Diese individuelle Beratung ist wichtig: Die Größen unterschiedlicher Firmen weichen voneinander ab. Vor allem wissen viele Frauen gar nicht, wie ein BH zu sitzen hat. Zwei von drei Frauen tragen angeblich einen falsch sitzenden BH – Nacken- und Rückenschmerzen können die Folge sein.

So sitzt der BH richtig

Die Träger sind nicht zum Halten der Brüste da, sondern nur, um die Körbchen bei den in aller Regel unterschiedlich großen Brüsten zu regulieren. Sie dürfen nicht einschneiden. Der untere BH-Bereich muss fest am Körper anliegen. Die Bügel müssen die Brüste ganz umschließen. Das Rückenteil darf nicht einschneiden. Der Busen darf sich nicht über das Körbchen wölben. Das Körbchen darf nicht abstehen. Der Steg zwischen den Bügeln muss gut anliegen.

KÖNIGLICH – HALTUNG BEWAHREN

„Die heute so häufigen Haltungsschäden der Großstadtmenschen – schon bei einem Viertel der Schulkinder – sind ohne Zweifel auf einen Mangel an natürlicher Nahrung, Licht und ausreichender Bewegung in reiner Luft zurückzuführen." (Anita Backhaus, 1965)

Wie Anita Backhaus schon vor über 50 Jahren, beklagen heute viele Ärzte die Haltungsschäden ihrer Patienten aufgrund von falscher Ernährung, Licht- und

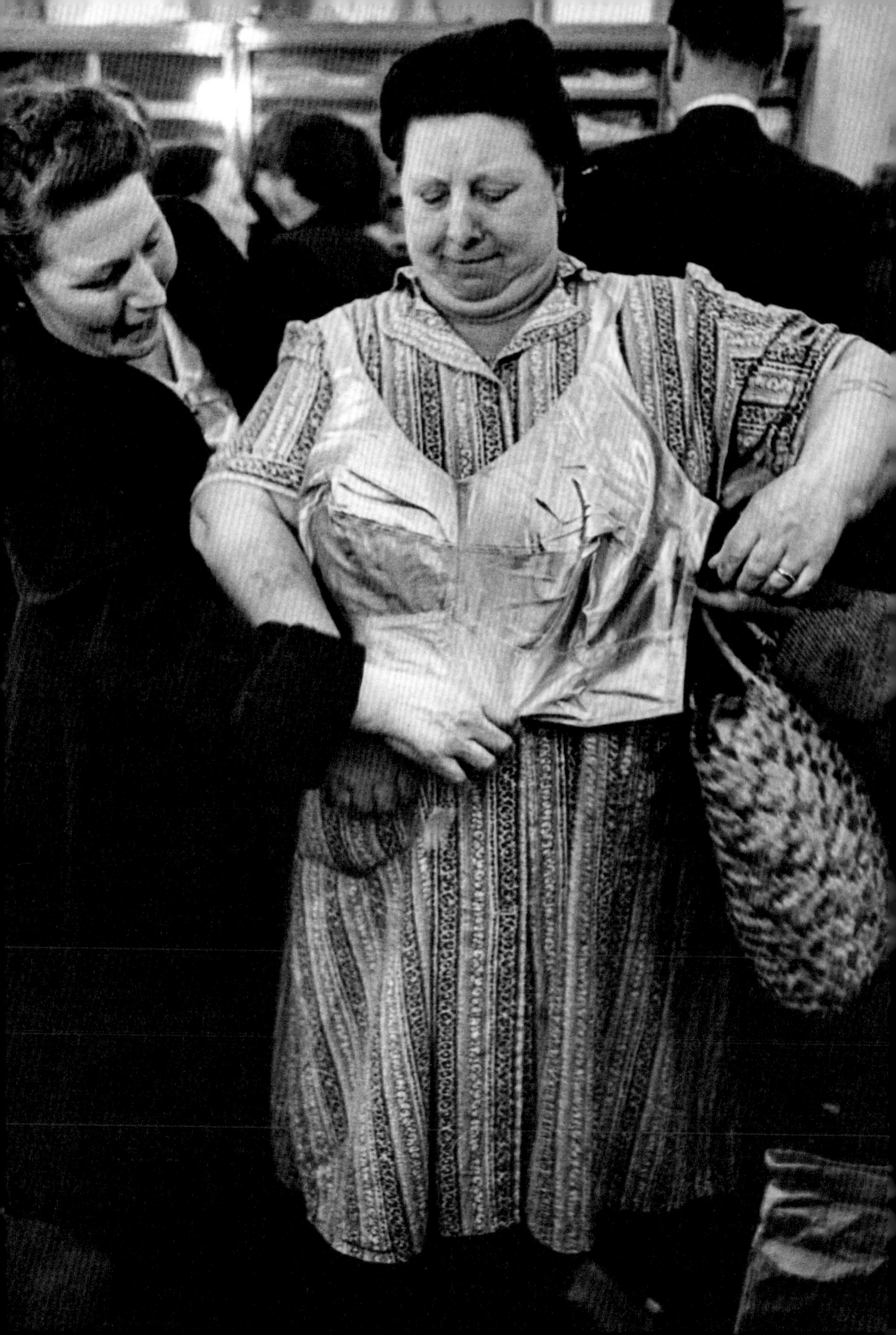

Bewegungsmangel. Eine gute Haltung kann man üben. Dabei ist vor allem eines wichtig: sich aufrecht halten. Stellen wir uns vor, der Mensch wird von zwei Kräften gehalten, von unten durch die Kraft der Erde und von oben durch die Kraft des Himmels, wie eine in der Erde verwurzelte Marionette. Zwischen diesen beiden Haltepunkten schwingt der Körper. Die Physiotherapeutin Lilo Cross rät ihren Patienten, auf einen Spiegel einen (abwaschbaren) geraden Strich zu malen und sich davor wieder neu auf- und auszurichten: Ohren, Schultern, Becken, Knie und Knöchel sollten in der Seitenansicht auf einer Linie liegen, von vorne Nase, Kehlkopf, Bauchnabel und Schambein.

Im Yoga ist Tadasana, die Bergstellung, die Übung, mit der man diese Auf- und Ausrichtung übt. Dazu Rita Keller, direkte Iyengar-Schülerin: „Das Asana lehrt uns, die Füße zu erden und zu verstehen, wie die Erdung, die Verwurzelung unserer Füße uns hilft, die Beine zu strecken, das Becken und die Wirbelsäule einschließlich des Kopfes aufzurichten. So entwickeln wir einen Sinn für Richtung und Ausrichtung, Stabilität und Kraft sowie Stille und ‚Standfestigkeit'."

Mal unter uns: Eigentlich sind die dicken Kochbücher, die die Schwiegermutter mit vielsagendem Blick zur Hochzeit schenkt, ja nicht dafür da, sich durch die bürgerliche Kochkunst zu arbeiten, sondern einen Gang zu üben, der leise, elegant und verführerisch zugleich ist. Dafür das Buch auf den Kopf legen. Arme wieder runter. Und schreiten wie die Queen, quer durch die Wohnung. Fortgeschrittene Bücherträgerinnen dürfen Treppen steigen oder etwas vom Boden aufheben.

DER DUFT DER FRAUEN – URALT LAVENDEL UND KÖLNISCH WASSER

„Uralt Lavendel" gilt zu Unrecht als Redensart für Dinge, die definitiv völlig veraltet sind. Das Eau de Toilette „Uralt Lavendel – der Duft nach Sauberkeit und Frische" wurde einst von der Parfümerie- und Seifenfabrik Gustav Lohse in Berlin-Teltow produziert und ursprünglich in einer runden, grünen Flasche mit Schraubverschluss angeboten. Auch heute noch ist die Flasche grün, wird aber mittlerweile von einem Konzern produziert. Schnuppern Sie doch ruhig einmal in einer Parfümerie an diesem oder einem anderen Lavendelparfüm! Gerade in hektischen Zeiten wird Lavendel als sehr angenehm duftend empfunden, wirkt beruhigend und bringt ein wenig französisches „laissez faire" in den Alltag.

„Echt Kölnisch Wasser 4711“ ist ein anderer echter Klassiker unter den Duftwässerchen. Es enthält Bergamotte, Zitronen und Orangen, Lavendel, Rosmarin und Neroli – mehr wird nicht verraten. Nicht nur für ältere Damen ist der Duft ein sehr schönes Geschenk, sondern zum Beispiel für jemanden, bei dem eine Veränderung ansteht und der sich über etwas Vertrautes besonders freut. Oder für den, der im Bett liegen muss und dem eine kleine duftende Erfrischung gut tut. Das Duftwasser gibt es übrigens heute mit Aromen für jedes Näschen: Limette und Muskatnuss, Rosa Pfeffer und Grapefruit, Blutorange und Basilikum, Mandarine und Kardamom, Zitrone und Ingwer …

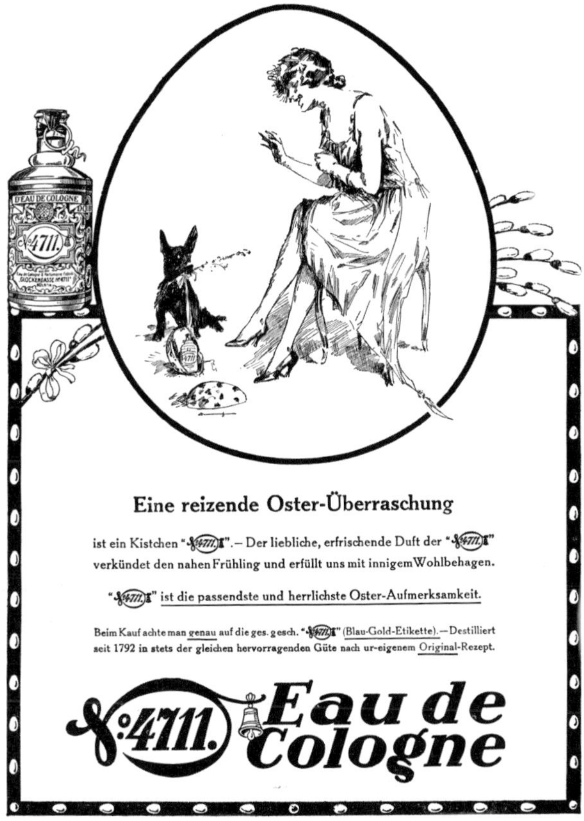

Anteil nehmen, Hoffnung wecken

„Es ist manchmal merkwürdig, wie eine einfache Tasse Thee bei den Leuten Wunder verrichtet, besonders, wenn sie den Glauben haben, die Frau kann helfen, und wenn sie wissen, sie hat ein teilnehmendes Herz und sorgt für ihre Kranken."

Hedwig Dorn, Gesundheitsautorin

Wer erinnert sich nicht an die am Bett sitzende Mutter, die einen mit den Worten „Das wird schon wieder!" aufmunterte. „Das wird dir gut tun!" hieß es bei einem Getränk oder einer Speise, die einem gereicht wurde, und das stimmte.

Kleine Kinder wurden mit Reimen wie „Heile heile Segen, drei Tagen Regen, drei Tage Sonnenschein, dann wird's wieder besser sein." getröstet. Wenn sie hingefallen waren, wurde auf schmerzende Stellen gepustet. Das war in der Tat wirksam: Pusten kühlt ein klein wenig und hilft, den Schmerz zu lindern. Schon allein die Vorstellung, den Schmerz einfach wegzupusten, verschaffte bereits die erste Erleichterung.

Die sogenannten unspezifischen Heilungsfaktoren – Ruhe, Schlaf, Zuwendung, Ansprache oder Heilungsrituale – sind genau das, was Frauen seit jeher in den häuslichen vier Wänden verordnet und praktiziert haben. Ihre Bedeutung als unterstützende Maßnahmen der Heilkunde wird heute mehr und mehr erkannt.

KLASSIKER, DIE STÄRKEN

Hühnersuppe bei Erkältungen

Traditionell wurde Hühnersuppe zur Rekonvaleszenz oder nach einer Entbindung gekocht. Die „Wochensuppe", im besten Fall eine nahrhafte Hühnersuppe, brachten die Nachbarinnen der Wöchnerin, bis sie wieder bei Kräften war. Das Versorgungsnetzwerk der Frauen funktionierte reihum.

Hühnersuppe ist in Europa, Asien oder Amerika ein fester Bestandteil der Volksmedizin, wenn die Kälte in die Knochen zieht, wenn man hustet und schnieft. In den USA wird sie als „jüdisches Penicillin" bezeichnet. Die Wissenschaft konnte belegen, dass durch den Genuss von Hühnersuppe die Nase zu laufen beginnt, bestimmte Abwehrzellen in ihrer Bewegung beeinflusst werden. Eine Instant-Suppe oder auch eine Suppe mit Hühnerbrustfilet hat nicht den gleichen Effekt wie eine aus einem ganzen Suppenhuhn gekochte Suppe. Abwehrstärkende Inhaltsstoffe im Hühnerfleisch sind vor allem Zink und der Eiweißstoff Cystein, der durch langes Garen in die Suppe übergeht.

Eine Anregung, die auch für die heutige Zeit gilt, ist: einer kranken Freundin oder einer Wöchnerin einfach eine Suppe kochen und mitbringen, am besten gleich in einem Behältnis für die Tiefkühltruhe, falls die Suppe zunächst dort aufbewahrt werden soll.

Zutaten: 1 Suppenhuhn (etwa 1,5 kg), 2 Zwiebeln, 4 Karotten, ½ Knolle Sellerie, 2 Stangen Lauch, gehackte Petersilie (Vitamin C und Eisen), Salz, schwarze, Pfefferkörner, Gewürze wie Thymian (antibakteriell), Rosmarin (kreislaufanregend, nicht bei hohem Blutdruck), Ingwer (stoffwechselanregend), Bohnenkraut (aromatisch), Liebstöckel (mild erwärmend, regt Ausscheidung an), Lorbeerblatt

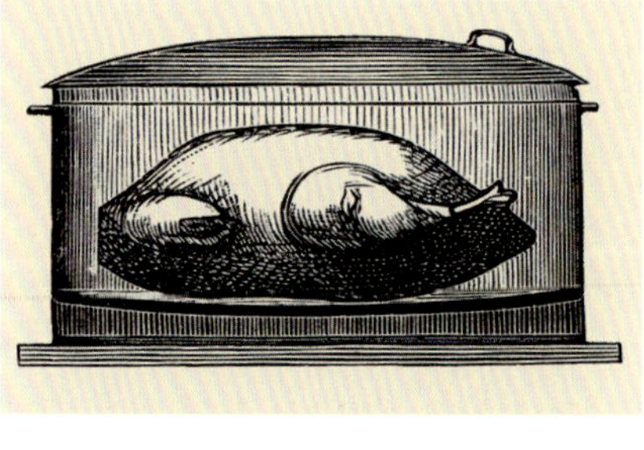

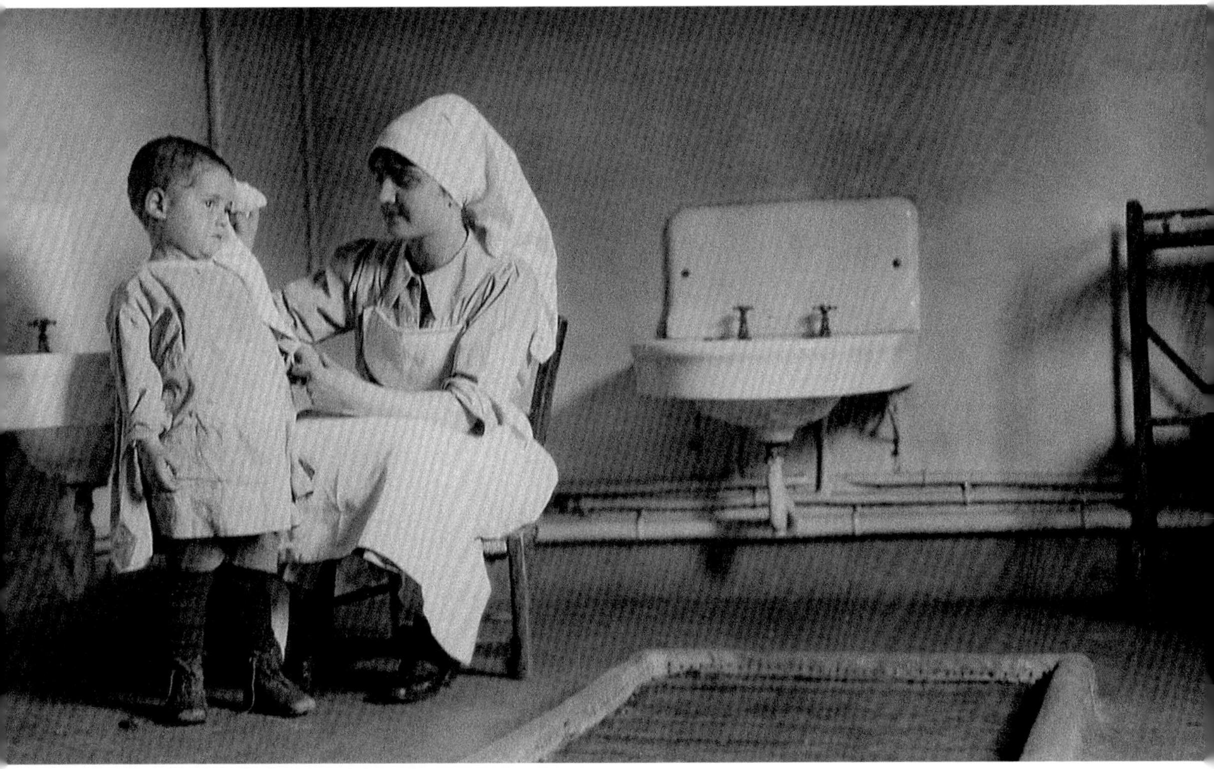

Zubereitung: Das Suppenhuhn gründlich waschen, das Gemüse putzen, eine Hälfte in große Stücke schneiden. Huhn und Gemüsestücke in einem Topf mit Wasser bedecken, Kräuter und Gewürze zugeben. Aufkochen, den Schaum abschöpfen, danach zugedeckt bei mittlerer Temperatur 2–3 Stunden köcheln. In der Zwischenzeit das restliche Gemüse klein würfeln. Huhn aus der Suppe nehmen, Suppe durch ein Sieb gießen und das „Kochgemüse“ entsorgen. Gemüsewürfel in die Brühe geben, weitere 20 Minuten köcheln. Währenddessen die Haut vom Huhn abziehen, Hühnerfleisch in kleine Stücke schneiden und zur Suppe geben.

Wichtig: Hühnersuppe muss schön heiß sein, aber man verbrennt sich leicht die Zunge durch das darin enthaltene Fett. Im Erkältungsfall oder zur Rekonvaleszenz mehrmals täglich einen Teller davon essen. Um eine Trinkbrühe herzustellen, das ganze Gemüse mitkochen, die Suppe aber danach filtern.

Ei mit Rotwein als Energiespender

Rotwein mit Zucker und geschlagenem Ei ist wohl das bekannteste Stärkungsmittel. Viele ältere Menschen erinnern sich daran. Die aromatische Mischung wurde etwa bei schweren Erkrankungen wie Lungenentzündung, Lungenabszess oder Lungentuberkulose im zweistündigen Rhythmus Tag und Nacht löffelweise gegeben. Diese Kombination hat es in sich: Zucker, vor allem Traubenzucker, ist ein Energiespender, Eigelb enthält die Vitamine A, D und E, Vitamine der B-Gruppe, vor allem Vitamin B2 und Vitamin B12, daneben Eisen und Zink. Rotwein wirkt, in Maße genossen, stärkend und belebend. Farbstoffe wie Resveratrol wirken antioxidativ und verbessern damit die Zellatmung. Die gehaltvolle und aromatische Mischung rinnt aromatisch bei Kranken oder Menschen, die schlecht essen, schlucken und kauen können, problemlos die Kehle hinunter.

Zubereitung: 1 Eiweiß steif schlagen. 1 Eigelb und Traubenzucker cremig schlagen, Eiweiß unterheben, Wein unterrühren. Die alkoholfreie Variante: 1 Eiweiß schlagen. 1 Eigelb und Zucker unterheben, Malzbier oder Traubensaft zugeben. ***Bitte beachten:*** Wegen Salmonellengefahr nur frische, gekühlte Bio-Eier verwenden.

Ein Hoch auf die Wärmflasche

„Bei kaltem Wetter ist das Anwärmen der Betten für Gesunde absolut nicht verweichend, für Kranke und Schwächliche aber eine Notwendigkeit. Sehr rasch schläft man in einem gewärmten Bette ein." (Maria Schlenz, 1935)

Bevor im 16. Jahrhundert die ersten Wärmflaschen aus Zinn aufkamen, behalf man sich mit heißen Ziegelsteinen oder Wärmepfannen, gefüllt mit glühenden Kohlen. Wärmflaschen aus Kupfer, Messing oder Steingut folgten danach. In den 1920er-Jahren gab es die ersten Wärmflaschen aus Gummi. Heute sind Wärm-

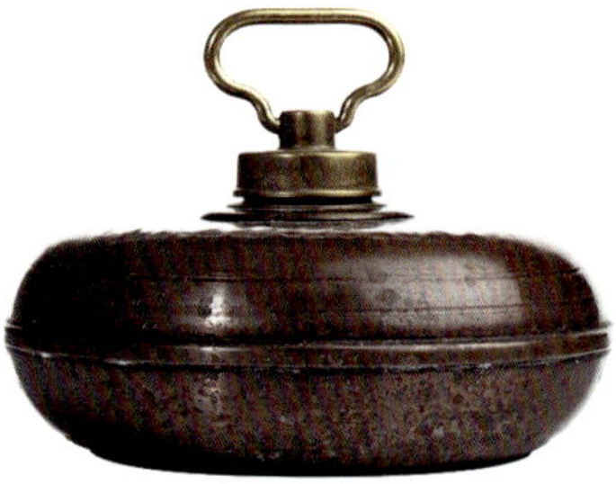

flaschen in unterschiedlichsten Formen und Farben erhältlich, bis hin zu runden Variantenmit Neopren-Bezug, deren Verschluss sich in die Wärmflasche hineindrücken lässt.Als Heilmittel wird die Wärmflasche bei kalten Gliedmaßen, schmerzhaften Verspannungen oder Krämpfen der glatten Muskulatur in Verdauungstrakt, Harntrakt und Atemwegen eingesetzt. Wärme fördert die Durchblutung und entspannt die Muskulatur.

Die Kartoffelauflage

Die Anwendung einer Kartoffelauflage war schon fester Bestandteil von „Großmutters Hausapotheke" – Kartoffelauflagen sind vielseitig einsetzbar.

- Sie wirken als Halswickel bei Halsschmerzen und Mandelentzündung mit Wärmebedürfnis.
- Als Auflage vorne und hinten wirkt die Auflage bei festsitzendem Husten und Bronchitis durch die feuchte Wärme schleimlösend.
- Bei Nackenverspannungen helfen zwei Auflagen im Schulterbereich links und rechts der Wirbelsäule (Wirbelsäule selbst freihalten).
- Bei Rückenschmerzen am unteren Rücken helfen flache Auflagen, mit denen man sich hinlegen oder in der Stufenlagerung liegen kann.
- Bei Nasennebenhöhlenentzündungen lindern kleine Auflagen auf den Kieferhöhlen und/oder der Stirnhöhle.

Warum Kartoffeln so gut helfen

- Kartoffeln sind Speicher feuchter Wärme; diese Wärme dringt sehr viel tiefer in das Gewebe ein als trockene Wärme (Wärmflasche, Heizkissen) und ist lang anhaltend
- Kartoffeln sind basisch, sie enthalten viele Mineralien. Dadurch hat die Kartoffelauflage vermutlich auch eine entgiftende, entsäuernde und entzündungshemmende Wirkung; bisweilen wird auch die in der Kartoffel enthaltende Stärke als Wirkstoff ins Feld geführt
- Mit einer Kartoffelauflage erreicht man all diejenigen Körperstellen, bei denen eine Wärmflasche unpraktisch ist: den tiefen Rücken, die Brust vorne und hinten, der obere Nackenbereich; bei einer Stirnhöhlenentzündung wird ein Kartoffelumschlag mit Stirnband am Kopf fixiert.

Wie man die Kartoffelauflage macht

Pellkartoffeln kochen, 6–8 Minuten abkühlen lassen. Ein Baumwolltuch, das deutlich größer ist als die zu behandelnde Stelle, ausbreiten, ein Küchenkrepp darauflegen, Kartoffeln auflegen, ein zweites Küchenkrepp darüber legen. Alles zu einem „Päckchen" falten, die Kartoffeln zerdrücken. Das Tuch mit Pflasterstreifen oder Sicherheitsnadeln fixieren. Kartoffelauflage in ein Frotteehandtuch einschlagen, Hitzetest an der Innenseite des Unterarms machen. Achtung: Die Hitze verstärkt sich später! Mit einlagiger Frotteeunterlage auf den Körper legen, aber nicht fixieren.

Maximal einmal am Tag 30 Minuten oder bis die Wärme nachlässt anwenden. Gegenanzeigen: hochakute Entzündungen, kleine Kinder oder ältere Menschen mit Sensibilitätsstörungen. Bei Kindern im Raum bleiben, solange die Auflage durchgeführt wird.

Holunder für Blut und Lebenskraft

„Der Holunder hat ebenfalls so wertvolle Eigenschaften, daß ihm jeder Garten- oder nur Hofbesitzer einen Ehrenplatz darin geben muß. Alles vom Holunderstrauch ist wertvoll von der Wurzel bis zum Gipfel." (Maria Schlenz, 1935)

Dunkelrote Früchte, so glaubte man früher, stärkten das Blut und die Lebenskraft. Tatsächlich sind Holunderbeeren echte Vitamin- und Mineralstoffbomben und ihre dunkelroten Farbstoffe wirksame Antioxidantien. Wer Holunderbeeren frisch verarbeiten möchte, muss sie kochen, denn die rohen Früchte sind giftig. Alternativ dazu lässt sich hochwertiger Holundersaft aus dem Bioladen vorsichtig erwärmen oder mit warmen Wasser 1:1 mischen sowie mit einem Löffel Honig süßen.

Holundersuppe

Holundersaft mit Zimtstange und Streifen von Zitronenschale langsam erhitzen, 2 Päckchen Vanillezucker dazugeben und die Flüssigkeit mit Puddingpulver oder Stärke (in kalter Flüssigkeit angerührt) andicken. 2 Äpfel schälen und in sehr dünne Spalten schneiden, dazugeben und 2 Minuten köcheln. Das schmeckt wunderbar zu Grießbrei oder Grießklößchen.

Heiße Zitrone mit Honig

Frisch gepresster Orangensaft, Sanddornsauce auf dem Joghurt oder ein Zitronenheißgetränk – Vitamin C kann, wenn es vorbeugend eingenommen wird, den Verlauf eines Infektes abkürzen. Jeden Morgen 1 Glas kaltes Wasser mit dem Saft von ½ Zitrone trinken bringt die Leber auf Trab und unterstützt sie in ihrer Entgiftungsfunktion.

Die positive Wirkung der heißen (besser: warmen) Zitrone gegen Halsschmerzen beruht auf der Fruchtsäure. Zitronensaft wirkt in jedem Fall erfrischend, belebend, reizend (Achtung bei wundem Hals!) und abschwellend. Für eine heiße Zitrone den Saft von ½–1 Zitrone auf 1 Glas kochendes, dann etwas abgekühltes Wasser geben und 1–2 TL guten Honig hinzufügen.

Wadenwickel bei Fieber

„Der Wadenwickel wirkt beruhigend bei Fieber, Kopfschmerzen, Schlaflosigkeit und bei kalten Füßen." (Lilly Wiesner, 1945)

Fieber ist eine Selbsthilfemaßnahme des Körpers und ist daher zunächst nicht unbedingt zu senken. Sind die Belastungen für den Organismus zu hoch oder steigt das Fieber über 39 °C, geht es mit Unruhezuständen, Beeinträchtigung des Allgemeinbefindens oder Fieberträumen einher, so kann es langsam (!) gesenkt werden. Auch wenn danach das Fieber wieder steigt, werden Wadenwickel von Kranken oft als angenehm empfunden. Wichtig dabei: Keine Anwendung bei kalten Beinen und Füßen, Frösteln und Zittern oder Kreislaufinstabilität – während des Wickels stets beim Kranken bleiben. Auf jeden Fall bei Fieber über 40 °C sofort einen Arzt rufen.

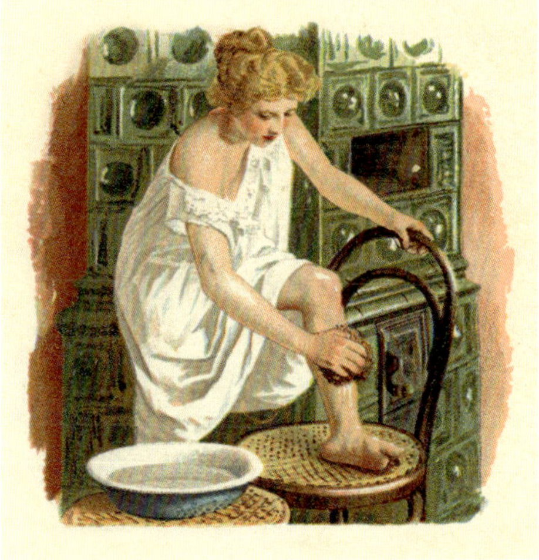

Die Beine frei machen, Socken anziehen. Frotteehandtuch unter die Beine legen. Zwei Baumwollhandtücher oder Mullwindeln in Wasser mit

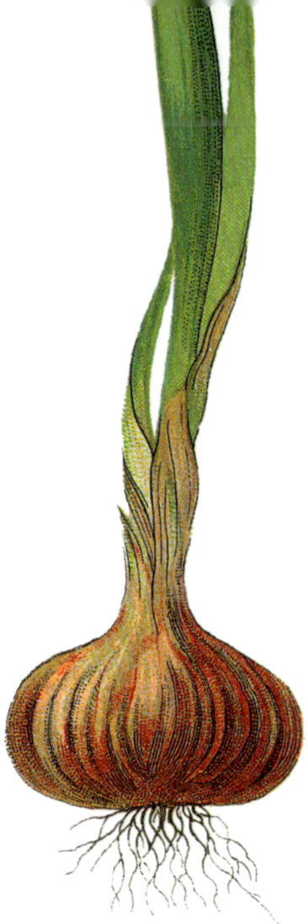

einer Temperatur leicht unter Körpertemperatur tauchen und gut auswringen. Locker um die Unterschenkel legen, dabei Knöchel und Kniegelenke freilassen. Die Beine mit einem Badetuch leicht bedecken. Sobald die Wickeltücher warm werden (in der Regel nach 5–10 Minuten), erneut mit Wasser tränken und anlegen. Die Anwendung zweimal wiederholen, danach die Beine frottieren.

Zwiebelhustensaft und -säckchen

In der Volksmedizin gibt es zahlreiche Anwendungen mit Zwiebeln. Das ist nicht verwunderlich. denn Zwiebeln enthalten verschiedene schwefelhaltige Aminosäuren. Beim Anschneiden der Zwiebel entstehen aus einer Verbindung von Iso-Alliin und dem Enzym Alliinase die flüchtigen, scharf riechenden Senföle. Sie sind es, die die Augen reizen, aber eben auch für die heilsame Wirkung der Zwiebel verantwortlich sind. Zwiebelsaft wirkt sekretlösend und entzündungshemmend gegen Husten; die ätherischen Öle im Zwiebelsäckchen wirken antibakteriell und entzündungshemmend als erste Hilfe gegen Ohrenschmerzen. Rohe Zwiebeln sorgen bei Insektenstichen fürs schnellere Abschwellen.

Zwiebelhustensaft: Zwiebeln kleinschneiden, in ein Schraubglas füllen, Honig oder braunen Zucker zugeben, das Glas verschließen und schütteln. Einige Stunden (oder über Nacht) stehen lassen. Den Saft durch ein Sieb abgießen und die Zwiebelstückchen wegwerfen. Den Saft im Kühlschrank aufbewahren und mehrmals täglich 1–2 TL einnehmen.

Zwiebelsäckchen: 1 Zwiebel fein würfeln, die Würfel (keinesfalls erwärmt – im Falle einer drohenden Mittelohrentzündung könnte die Wärme zum Platzen des Trommelfells führen!) in ein kleines Tuch füllen, das Ganze verschließen. Mit einem Stirnband auf dem Ohr fixieren. Eventuell etwas Watte zwischen Zwiebelauflage und Stirnband legen, damit die Zwiebelstückchen nicht so stark auf das schmerzende Ohr drücken.

Honig

Bei Erkältungen und Husten grundsätzlich zu hochwertigem Honig vom Imker greifen! Honig ist eines der wichtigsten Heilmittel bei Husten. Der Effekt von Honig bei Husten ist mittlerweile wissenschaftlich belegt: Eine Übersichtsarbeit von 2014 zeigt, dass Honig bei Husten von Kindern in der Wirkung mit einem chemisch-synthetischen Hustensaft vergleichbar ist.

Honig allein oder mit etwas Zitronensaft oder mit Zitronensaft und Öl darf langsam gelöffelt werden. Honig gibt man auch in Hustentees beziehungsweise in Kräutertees für die Atemwege sowie in Schlaf- und Nerventees. Jeweils 1–2 TL Honig in eine Tasse etwas abgekühlten Tee geben, gut umrühren, den Tee langsam und schluckweise trinken.

Das wohl schmackhafteste Rezept gegen Halsschmerzen aus Großmutters Küche sind Butter-Honig-Bratäpfel: Äpfel mittig aushöhlen, mit Butter füllen, im Backofen braten und etwas abkühlen lassen. Reichlich Honig dazugeben und löffelweise zu sich nehmen. Das Fett der Butter „schmiert“ und fettet die wunde Schleimhaut, der Honig wirkt heilend, antibakteriell und wundheilungsfördernd, Der Apfel fungiert als perfekter „Transporter“ und wärmt zugleich.

Buttermilch oder Joghurt bei Sonnenbrand

Jeder Sonnenbrand vermehrt das Hautkrebsrisiko. Am besten ist natürlich, pralle Sonne zu vermeiden und sich zur Mittagszeit eher im Schatten aufzuhalten. Wenn sich die Haut rötet und spannt: Joghurt oder Buttermilch auf ein sauberes Baumwolltuch auftragen oder dieses darin tränken. Vorsichtig auflegen. Das Tuch nach 20 Minuten abnehmen oder die Auflage erneuern. Alternativ die betroffene Stelle mit Magerquark einstreichen. Nicht warten, bis der Quark antrocknet (sonst gibt es einen Hitzeeffekt!), sondern nach 20 Minuten abnehmen. Bei Milcheiweißallergie! eignet sich die Anwendung nicht.

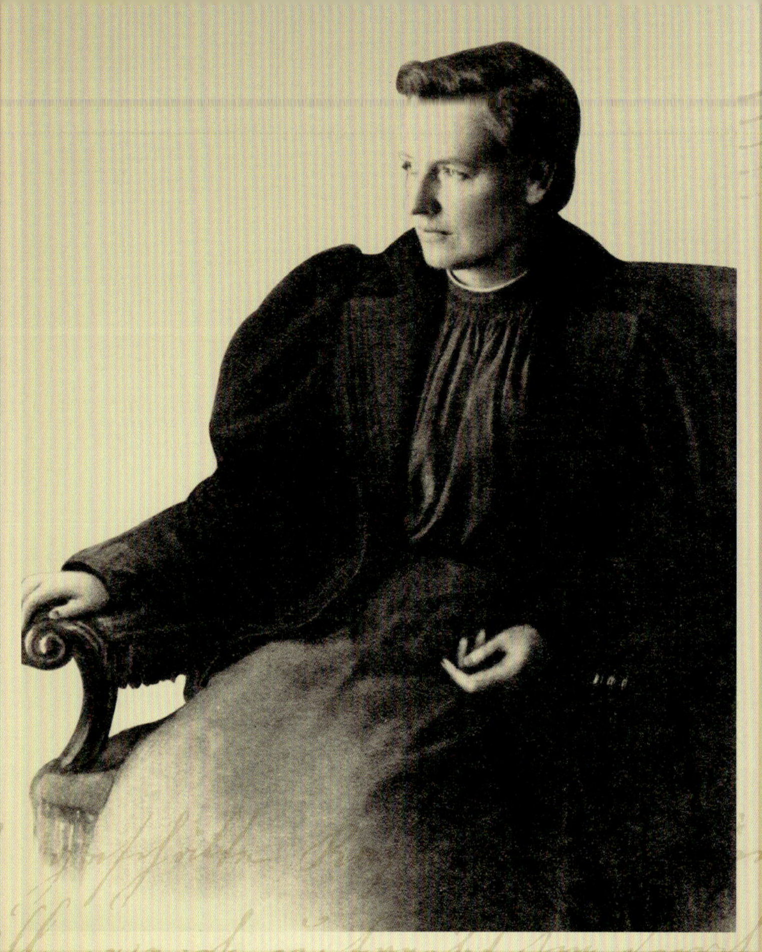

„Nun ist das Buch wohl für kranke Frauen geschrieben, und ich hoffe, dass es jeder gelingen wird, sich über ihr Leiden darin zu orientieren. In erster Linie aber ist es für gesunde Frauen geschrieben, und sein Hauptzweck ist, Ihnen zu zeigen, wie man gesund bleibt." (Hope Bridges Adams Lehmann, 1898)

HOPE BRIDGES ADAMS LEHMANN

Hope Bridges Adams Lehmann (1855–1916) wurde in Halliford bei London geboren und sehr von ihrem Vater gefördert. Als dieser 1872 starb, zog sie mit ihrer Mutter erst nach Dresden, dann nach Leipzig, wo sie sich 1876 als Gasthörerin für das Medizinstudium einschrieb. Dies war seit 1873 Frauen erstmals in Deutschland an der dortigen medizinischen Fakultät möglich. Sie legte als erste Frau in Deutschland das medizinische Staatsexamen ab. Im Alter von 41 Jahren veröffentlichte sie 1896 den weit über 1000 Seiten starken zweibändigen Titel *Ein ärztlicher Ratgeber für die Frau in der Familie und bei Frauenkrankheiten.* Im ersten Band erhielten die Leserinnen eine grundlegende Einführung in die Medizin, der zweite Band hatte Sexualität und Frauenheilkunde zum Thema. Illustriert war das Buch mit mehreren hundert Abbildungen der entsprechenden Organe oder Krankheitssymptome, was bei bayerischen Medizinalräten Empörung auslöste. So verschaffte sie Frauen Zugang zu medizinischem Wissen, das vorher ausschließlich Ärzten vorbehalten war.

Nach Abschluss des Studiums wurde ihr Antrag auf Promotion abgelehnt. Hope Bridges Adams Lehmann promovierte schließlich 1880 in Bern, hospitierte in Wien und London und legte in Irland die Prüfung für die Zulassung als Ärztin in Großbritannien ab. Als 1903 Frauen in Bayern zum medizinischen Staatsexamen zugelassen wurden, reichte sie fast 25 Jahre nach Abschluss ihres Studiums ihre Unterlagen ein. 1904 erhielt sie als erste Frau in Deutschland die nachträgliche Anerkennung ihres Staatsexamens.

In erster Ehe war Hope Bridges Adams Lehmann mit Otto Walther verheiratet, mit dem sie zwei Kinder hatte. Ihre große Liebe war der zehn Jahre jüngere Carl Lehmann, für den sie ihren Ehemann verließ. Gemeinsam eröffneten die Lebenspartner in München eine Praxis, die zum Mittelpunkt der Münchner Sozialisten wurde. In dieser Zeit schrieb sie ihren großen Gesundheitsratgeber. Zudem setzte sie sich für ein Frauenkrankenhaus ein, das auch als Entbindungsheim für ärmere Frauen gedacht war, aber zu ihren Lebzeiten nicht realisiert wurde.

Liebe geht durch den Magen

Mit diesen Gerichten, die schon zur „Grundausstattung" unserer Mütter und Großmütter gehörten, lässt sich im Alltag gut über die Runden kommen. Als solide Basis beim Kochen und Backen gelingen sie leicht und regen Zubereitungen nach eigenen Ideen an. Die meisten enthalten Inhaltsstoffe, die unserer Gesundheit besonders förderlich sind oder auf die eine oder andere Weise wohltun. Weil sie einfach köstlich schmecken oder uns an glückliche Momente in der Kindheit und Jugend erinnern.

OMAS GESUNDE ALLTAGSKÜCHE

Die Klassiker: Kartoffelsuppe

Zutaten (4 Personen): 500 g Kartoffeln, 2 Karotten, 1 kleines Stück Knollensellerie, 1 Stange Lauch, 1 Petersilienwurzel, 1 EL Butter, 1,5 l Gemüsebrühe, Salz, Pfeffer

Zubereitung: Gemüse putzen, würfeln, in Butter anschwitzen. Gemüsebrühe angießen, alles aufkochen und 20 Minuten köcheln lassen. Nach Belieben würzen, pürieren, abschmecken, mit gehackter Petersilie, Schnittlauchröllchen oder etwas Crème fraîche servieren.

Feine Linsensuppe

Zutaten (4 Personen): 200 g Tellerlinsen (alternativ Champagnerlinsen), 1 Prise Natron, 500 ml Gemüsebrühe, 1 Msp. Natron, 4 Kartoffeln, 2–3 Karotten, 1 kleines Stück Knollensellerie, 1 Stange Porree, 1 EL Butter, Salz, Pfeffer, Bohnenkraut, 1 Schuss Apfelessig, gehackte Petersilie zum Bestreuen

Zubereitung: Linsen waschen und in der Gemüsebrühe mit etwas Natron 30–40 Minuten köcheln, bis sie weich sind. Gemüse putzen und sehr fein würfeln. In einem zweiten Topf Butter zerlassen, das kleingeschnittene darin 10 Minuten unter Rühren andünsten. Gemüse zu den Linsen geben, alles nochmals 5 Minuten köcheln. Mit Gewürzen und Essig abschmecken und gehackter Petersilie bestreut servieren.

Strammer Max

Die Umschreibung bezeichnete früher im Sächsischen umgangssprachlich das beste Stück des Mannes. Der Begriff wurde dann auf das Schinkenbrot mit Spiegelei übertragen, womöglich sollte die Energie vom Brot dem Manne zufließen.

Zubereitung: 1 Scheibe Mischbrot buttern, mit rohem Schinken oder Katenschinken und 1–3 Spiegeleiern belegen. Nach Belieben darauf Zwiebelringe und Gewürzgurkenscheiben verteilen.

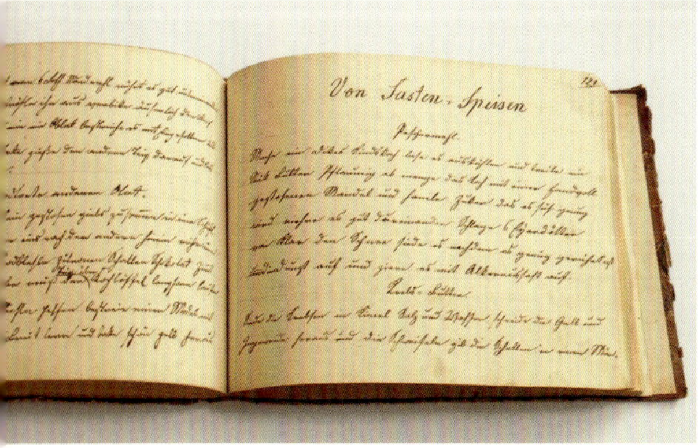

Rouladen

Für Rouladen werden dünne Scheiben Fleisch, Fisch oder bei Kohlroulade mit belegt und aufgerollt. Rouladen werden angebraten und dann in Fond geschmort. Je länger sie schmoren, desto zarter werden sie.

Zutaten (4 Personen): 4 dünne Rinderrouladen, Salz, Pfeffer, 4 TL Senf, 8 dünne Scheiben Frühstücksspeck, 1 Zwiebel, längs in Spalten geschnitten, 4 Gewürzgurken, 40 g Mehl, 2 EL Butterschmalz, 1 Bund Lauchzwiebeln, 1 Packung Suppengrün, 2 Lorbeerblätter, Thymian, Rosmarin, Rinderfond oder -brühe, alternativ Gemüsebrühe, 250 ml Rotwein, saure Sahne zum Abschmecken

Zubereitung: Rouladen waschen, abtupfen, mit dem Fleischklopfer weich klopfen und würzen. Rouladen mit Senf bestreichen, mit je 2 Scheiben Speck, Zwiebel und je 1 Gewürzgurke belegen. Die Scheiben fest aufrollen, mit Rouladennadeln fixieren, in Mehl wälzen. Butterschmalz in einem Schmortopf erhitzen und die Rouladen darin rundum bei hoher Temperatur kräftig anbraten. Lauchzwiebeln und Suppengrün putzen und in Stücke schneiden, mit den Gewürzen in den Topf geben. Fond und Wein angießen. Alles bei niedriger Temperatur im geschlossenen Topf 60–75 Minuten schmoren, dabei immer wieder mit Sauce übergießen. Rouladen aus dem Topf nehmen, Lorbeerblätter entfernen. Die Gemüsesauce pürieren, mit saurer Sahne, Salz und Pfeffer abschmecken. Dazu schmecken Bandnudeln, Knödel oder Kartoffeln und ein grüner Salat.

Hackbraten oder Falscher Hase

Falscher Hase war eine Alternative zum Hasenbraten für alle diejenigen, die sich keinen echten Hasen leisten konnten.

Zutaten (4 Personen): 500 g gemischtes Hackfleisch, 2 Brötchen, eingeweicht und gut ausgedrückt (alternativ 3 EL Paniermehl), 2 Zwiebeln gewürfelt, Senf, 1–2 Eier, Salz, Pfeffer, Paprika, Thymian, 2 Eier, hart gekocht (alternativ dazu passen auch Schafskäse und Oliven), 2 Gewürzgurken, Paniermehl, Fett für die Form, Speckscheiben

Zubereitung: Den Backofen auf 200 °C vorheizen. Aus Hackfleisch, Brötchen, Zwiebeln, Senf, Eiern und Gewürzen einen Teig zubereiten. Kräftig abschmecken. Zu einem flachen Fladen formen. Hart gekochte Eier und Gewürzgurken in den Teig hüllen, diesen zu einem Laib formen. In Paniermehl wälzen, in eine gefettete Form setzen, mit Speckscheiben belegen. Im vorgeheizten Backofen auf der mittleren Schiene 45 Minuten backen. Dazu schmecken Kraut- oder Tomatensalat.

Fleischpflanzerl, Frikadellen oder Buletten

Zutaten (4 Personen): 500 g gemischtes Hackfleisch, 1 Brötchen, eingeweicht und gut ausgedrückt, etwas Milch, 1 Ei, 1 Zwiebel, Senf, Majoran, Salz, Pfeffer, Paniermehl, Fett zum Braten
Zubereitung: Zwiebeln fein würfeln. Aus den Zutaten einen Teig zubereiten, abschmecken. Mit feuchten Händen Fleischklopse formen, in Paniermehl wälzen und in Fett bei mittlerer Temperatur auf jeder Seite etwa 8 Minuten braten.

Kartoffelsalat mit Brühe

Zutaten (4 Personen): 1 kg Kartoffeln, 2 Zwiebeln, gewürfelt, ½ Tasse Öl, 6 EL Essig (z. B. Apfelessig oder Weißweinessig), 125 ml Gemüsebrühe oder Fleischbrühe, 1 TL Senf, Salz, Pfeffer, je 1–2 EL gehackte Petersilie und Schnittlauch
Zubereitung: Kartoffeln mit der Schale kochen, pellen und in dünne Scheiben schneiden. Zwiebeln, Öl, Essig, Brühe und Senf verrühren, abschmecken und über die Kartoffeln geben, gut durchziehen lassen. Gehackte Kräuter darübergeben.

Obstsalat mit Schuss und geschlagener Sahne

Zutaten: 2 Orangen, 2 Bananen, 2 Bio-Äpel, 1 Zitrone, 40 g gehackte Haselnüsse oder Mandeln, Zitronensaft, etwas Kirschwasser oder anderen Schnaps
Zubereitung: Obst schälen und fein würfeln. Alles mit dem Saft von 1 Zitrone beträufeln. Mit den gehackten Haselnüssen oder Mandeln, etwas Kirschwasser, Marillenschnaps oder Weinbrand gut vermischen. Im Kühlschrank 20–30 Minuten ziehen lassen. Mit geschlagener Sahne servieren.

WENIGER IST MEHR

Graupen- oder Reissuppe

Zutaten: 50 g Graupen oder Reis (oder 2 EL Grieß), Suppengrün (Lauch, Knollensellerie und -grün, Karotten, Zwiebel), Gemüsebrühe
Zubereitung: Graupen oder Reis in 1 l kochende Brühe geben und 20 Minuten köcheln lassen. Geputztes und geschnittenes Suppengrün dazugeben und weitere 20 Minuten köcheln lassen, anschließend nach Belieben würzen. Mit gehackter Petersilie bestreut anrichten. Für Kranke die Suppe durch ein Sieb abseihen.

Eintöpfe zum Sattwerden

Eintöpfe galten früher als Arme-Leute-Essen. Heute werden sie wiederentdeckt: grüne Bohnen mit gekochtem Rindfleisch, Kartoffeln und Bohnenkraut; weiße Bohnen mit Tomaten; Allerleisuppe mit Ochsenfleisch, Knoblauch, Zwiebeln und Gemüse nach Jahreszeit; Bauernsuppe mit Geräuchertem, Weißkraut, Kartoffeln, Brühe; russische Borschtschsuppe mit Roter Bete und Kohl; Dicke-Bohnen-Suppe; Pichelsteiner mit Fleisch, Zwiebeln, Paprika, Karotten, Sellerie und Kartoffeln.
Zubereitung: Zunächst Zwiebeln, Fleisch oder Gemüse bei hoher Temperatur in Fett anbraten, dann schichtweise die anderen Zutaten hinzu. Mit Flüssigkeit auffüllen. Bei niedriger Temperatur in etwa 30 Minuten garen, anschließend würzen und heiß servieren.

Aufläufe für alle Fälle

Aufläufe sind klassische Reste-Essen. Kartoffeln oder gekochte Nudeln vom Vortag mit Gemüse und/oder Schinken oder Fleisch in eine gebutterte Form geben, mit Sahne-Eier-Mischung übergießen, Butterflöckchen, Paniermehl oder geriebenen Käse, zum Beispiel Gouda oder Emmentaler, daraufgeben. Im auf 200 °C vorgeheizten Backofen auf der mittleren Schiene 35–40 Minuten goldbraun backen.

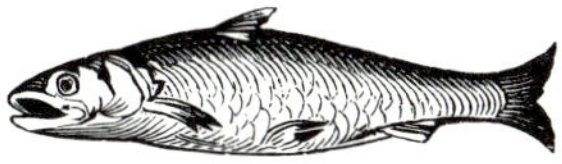

Hoppelpoppel

Hinter „Hoppelpoppel“ (von „hops“ und „popelig“) verbirgt sich ein Restegericht aus Bratkartoffeln und Fleischresten mit Ei und Sahne.
Zubereitung: Bratkartoffeln in der Pfanne mit Pflanzenöl und gewürfelten Zwiebeln zubereiten. Gewürfelte Bratenreste oder Speck und kleingeschnittene Gewürzgurken zugeben. Mit Salz, Pfeffer, Kümmel, Majoran, Muskat und Petersilie würzen. Mit einer Mischung aus 2 Eiern und 150 g Sahne übergießen und in der Pfanne stocken lassen. Mit Schnittlauch bestreut servieren.

Gestreckter Hering

Wer Fisch isst, sollte nicht nur an Lachs und Thunfisch denken, sondern auch an den guten heimischen Hering – als Heringsfilet mit Pellkartoffeln, Heringsstipp oder rosa Heringssalat.

Heringssalat

Zutaten: 1 Heringsfilet, 2 Kartoffeln, 1 Zwiebel und 1 Apfel, saure Sahne, 1 Scheibe Roggenbrot
Zubereitung: Heringsfilet wässern, abtupfen und in kleine Stücke schneiden. Mit 2 gekochten Kartoffeln, 1 klein geschnittenen Zwiebel und 1 klein geschnittener Apfel und nach Belieben mit etwas saurer Sahne vermischen. Mit Salz, Pfeffer und etwas Zucker würzen und auf frischem Roggenbrot genießen.

Arme Ritter oder Brotpudding

Zutaten: 8 Scheiben Weißbrot, 3 Eier, 400 ml Milch und 40 g Zucker
Zubereitung: Backofen auf 200 °C vorheizen. Brotscheiben in gefettete Auflaufform schichten, Eier, Milch und Zucker miteinander verquirlen und die Brotscheiben mit der Eiermilch übergießen. Mit Zimtzucker bestreuen, Butterflöckchen (80 g Butter) draufsetzen und im vorgeheizten Ofen 20 Minuten backen.

Süße Milchnudeln

Zutaten: 1 l Milch, 2 EL Butter, 2 EL Zucker, 1 Stück Vanilleschote, Suppennudeln, Prise Salz, Zimt zum Bestreuen
Zubereitung: Milch, Butter, Zucker, Vanilleschote und Salz aufkochen. Kleine Nudeln locker einstreuen und 25 Minuten bei niedriger Temperatur köcheln. Mit Zimt und Zucker servieren.

Milchreis mit Knusperkruste

Ein unvergessliches Gericht aus Kindertagen: Wenn der Milchreis im Schälchen noch warm mit Zimtzucker bestreut wurde, entstand eine feine Knusperkruste.
Zutaten (4 Personen): 1 l Milch, 2 EL Butter, ½ TL abgeriebene Zitronenschale, 1 Prise Salz, 100 g Milchreis (alternativ Grieß), 1 EL Zucker, 1 Eiweiß, steif, geschlagen, nach Belieben
Zubereitung: Die Milch mit Butter, Zitronenschale und Salz aufkochen. Milchreis und Zucker einrühren, unter Rühren kurz aufkochen, den Topf vom Herd nehmen und bei geschlossenem Deckel etwa 15 Minuten quellen lassen. Noch warm mit reichlich Zimtzucker bestreuen, nach Belieben Eischnee unterheben und dazu Kompott servieren.

Pfannkuchen

Zutaten für 4 mittelgroße Pfannkuchen: 4 EL Mehl, 200 ml Milch, 4 Eier, 2 EL Zucker und 1 Prise Salz zu einem homogenen Teig verrühren. 30 Minuten quellen lassen.
Zubereitung: In einer Pfanne bei niedriger bis mittlerer Temperatur Butter zerlassen und ein gute Kelle Teig hineingeben. Den Pfannkuchen in 2–3 Minuten goldbraun werden lassen, dann wenden. Schmeckt süß mit Zimt und Zucker bestreut. Für Apfelpfannkuchen in der Pfanne Apfelringe in Butter braten und den Teig darübergeben. Für eine herzhafte Variante statt des Zuckers kross gebratene Speckstückchen in den Teig geben.

Butterkuchen

Zutaten: 375 g Mehl, 125 ml Milch, 25 g Hefe, 350 g Butter, 75 g Zucker, 1 Tüte Vanillezucker, 1 Prise Salz

Zubereitung: Mehl in eine Schüssel sieben. In die Mitte eine Vertiefung drücken und 25 g Hefe hineinbröseln. Mit 125 ml Milch lauwarmer Milch zu einem Vorteig verrühren, mit etwas Mehl bestäuben und an einem warmen Ort abgedeckt 15 Minuten gehen lassen. 75 g Butter zerlassen und mit 75 g Zucker und 1 Prise Salz mit den Knethaken des Handrührgeräts verrühren, zum Teig geben und alles mit den Händen kneten. Teig abgedeckt an einem warmen Ort nochmals 45 Minuten gehen lassen. Auf einem gefetteten Backblech den Teig ausrollen. Den Backofen auf 190 °C vorheizen. Für den Belag 75 g Butter zerlassen und den Teig damit bepinseln, die übrige Butter in Flöckchen daraufsetzen. 75 g Zucker und Vanillezucker mischen, auf den Teig streuen, 100 g Mandelblätter darüber streuen. Den Kuchen im vorgeheizten Ofen auf der mittleren Schiene 25 Minuten backen.

Streuselkuchen

Zutaten: 200 g Zucker, 200 g kalte Butter, 675 g Mehl, 125 ml Milch, 25 g Hefe, 3–4 Äpfel, 1 Tüte Vanillezucker, etwas Salz und Zitronenschale (für Hefeteig und Streusel)

Zubereitung: Den Hefeteig wie beim Butterkuchen zubereiten. Den Backofen auf 190 °C vorheizen. Für eine Füllung die Äpfel raspeln und Vanillepudding zubereiten. Aus 125 g Zucker, 200 g kalter Butter und 300 g Mehl, etwas Salz und Zitronenschale einen Teig kneten, Streusel daraus krümeln. Den Boden mit Äpfeln, Vanillepudding und Streuseln bedecken und 25 Minuten auf der mittleren Schiene backen.

Nusskuchen

Zutaten: 6 Eier, 200 g Zucker, 1 Tütchen Vanillezucker schaumig schlagen. 400 g gemahlene Haselnüsse, 2 gestr. TL Backpulver, 2 geh. EL Paniermehl

Zubereitung: Backofen auf 175 °C vorheizen. Eier mit Zucker und Vanillezucker schaumig schlagen. gemahlene Haselnüsse mit Backpulver und Paniermehl vermischen und unter die Ei-Zucker-Mischung rühren. In eine Kastenbackform

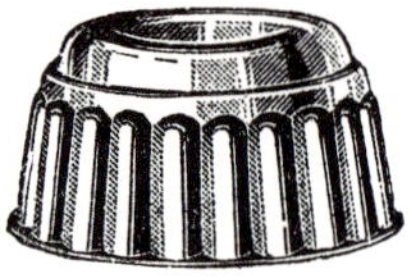

füllen. Auf der unteren Schiene 45 Minuten backen. Den Kuchen nach Belieben mit Schokoladenguss überziehen.

Butterplätzchen

Zutaten: 80 g Zucker, 160 g kalter Butter, 240 g Mehl, etwas abgeriebener Zitronenschale, 2 Eigelb, Mandeln oder Hagelzucker, Ausstechformen
Zubereitung: Den Backofen auf 175 °C vorheizen. Aus Zucker, kalter Butter, Mehl, etwas abgeriebener Zitronenschale und Eigelb einen Teig herstellen. Im Kühlschrank 20 Minuten ruhen lassen, ausrollen und Plätzchen ausstechen oder vor dem Kühlen eine Rolle formen und Scheiben abschneiden. Mit Eigelb bestreichen und mit Mandeln oder Hagelzucker bestreuen. 10–15 Minuten im Ofen trocknen lassen.

Vanillepudding

Zutaten: 500 ml Milch, Mark von 1 Vanilleschote, 35 g Mondamin oder andere (glutenfreie) Stärke, 50 g Zucker, 1 Päckchen Bourbon-Vanillezucker, 2 Eigelb
Zubereitung: Den Topf mit kaltem Wasser ausspülen. 400 ml Milch im Topf langsam zum Kochen bringen, das Vanillemark dazugeben. Restliche Milch mit Mondamin, Zucker, Vanillezucker und Eigelb klümpchenfrei verrühren. In die warme Milch rühren und alles einmal kurz aufkochen lassen. Den Herd ausschalten und den Pudding unter Rühren 1–2 Minuten weiterköcheln. In (eine) kalt ausgespülte Form(en) geben und kalt stellen, nach Erstarren stürzen und mit pürierten gesüßten Erdbeeren oder Himbeeren servieren.

Echte heiße Schokolade mit Schlagsahne

Zutaten: 2 Riegel Zartbitterschokolade, 150 ml Vollmilch, 1 TL Honig, 1 Msp. Vanillemark, etws Schlagsahne
Zubereitung: Klein gehackte Zartbitterschokolade bei mittlerer Temperatur unter Rühren in Vollmilch schmelzen. 1 TL Honig und 1 Msp. Vanillemark dazugeben, einige Minuten leicht köcheln lassen. Vor dem Servieren mit einem Schneebesen aufschlagen und mit Schlagsahne toppen.

MIT GEWÜRZEN UND KRÄUTERN KOCHEN

Kräuter wie Thymian, Salbei, Ingwer, Zimt und viele mehr sind in der Regel Ausgangspflanzen für Arzneimittel, wo sie in konzentrierterer Form verwendet werden. In der Küche steht tatsächlich mit einem gut gefüllten Gewürzregal eine kleine Apotheke zur Verfügung: Das Kochen mit Gewürzen ist eine kluge Form der Gesundheitsförderung, um Organe zu stärken, sekundäre Pflanzenstoffe zuzuführen und auch die keimmindernden Eigenschaften auszunutzen. Während getrocknete Gewürze vor allem ätherische Öle, Scharfstoffe, Bitterstoffe und Farbstoffe enthalten, sind frische Kräuter chlorophyll- und mineralstoffreich. Sie wirken basisch und reduzieren zudem noch den Salzkonsum. Zum Beispiel Estragon, ein Verwandter des Wermuts und des Beifuß, wirkt sehr verdauungsfördernd und begünstigt die Fettverdauung. Liebstöckel hat eine harnfördernde Wirkung, Petersilie ist ein wichtiger Nährstoff- und Vitaminlieferant und ebenfalls harntreibend, insbesondere die Wurzel.

Kräuteröl selber machen

Ätherische Öle sind wichtige Wirkstoffe in vielen Gewürzen und Arzneipflanzen, zum Beispiel in Thymian, Majoran, Rosmarin, Fenchel, Kümmel oder Liebstöckel. Diese Öle sind als Lösungsmittel besonders gut geeignet, um die Inhaltsstoffe aus Gewürzen „auszuziehen". Kräuteröle in dekorativen Glasflaschen sind zudem sehr schöne Geschenke. Vor allem frische Kräuter haben einen hohen Wasseranteil und müssen in der Flasche komplett mit Öl bedeckt sein, damit sie nicht anfangen zu schimmeln.

Zubereitung: Frisches Bohnenkraut, Thymian oder Rosmarin waschen und mit 1 Knoblauchzehe, in feine Scheiben geschnitten, locker in eine ausgekochte weithalsige Flasche oder ein Einmachglas füllen, mit Öl bedecken und in einem kühlen Raum 2–3 Wochen ziehen lassen. Durch ein sauberes Tuch abfiltern, in eine dekorative Flasche umfüllen, frischen Kräuterzweig als Deko dazugeben.

Kräuteressig ansetzen

Auch Essig ist besonders gut zum Konservieren geeignet, durch diverse Kräuter wird er aromatisch. Die Kräuter sollten komplett mit Essig bedeckt sein. Für einen Basilikumessig 1 Handvoll Basilikumblätter waschen, trocken tupfen und in ein ausgekochtes Einmachglas geben. 2 Wochen gut verschlossen an einem kühlen Ort durchziehen lassen. Abfiltern und in eine saubere Flasche füllen.

Melissengeist zum Selbermachen

Reichlich ganze Zitronenmelissestängel (Melissa officinalis) vor der Blüte an einem sonnigen, trockenen Sommertag pflücken und mit 1 Scheibe Ingwer, 3 Gewürznelken, 3 Pfefferkörnern, 1 Stück Bio-Zitronen- oder Orangenschale, 1 Zimtstange und 2 Kardamomkapseln in eine Glasflasche geben, mit Grappa aufgießen. Gut verschlossen 4 Wochen an einem warmen Ort durchziehen lassen.

Apfelmus

Die „Flotte Lotte" ist ein klassisches Küchengerät zum Pürieren oder Passieren von Kinderbrei, Gemüsesaucen oder Suppen und eben auch von Apfelmus. Das Passiergerät wurde ursprünglich in Belgien entwickelt und kam dann in Frankreich auf den Markt. In Deutschland brachte Charlotte Giebel – daher der Name „Flotte Lotte" – in den 1930er-Jahren ein ähnliches Gerät auf den Markt.
Zubereitung: Aromatische Bio-Äpfel waschen, vierteln und ungeschält von Kerngehäusen befreien. Grob zerkleinern und in einem Topf mit etwas Wasser aufkochen. Bei niedriger Temperatur dünsten, mit Zimt, Vanillezucker oder Ingwer aromatisieren. Abkühlen lassen, die Gewürze entfernen, mit dem Pürierstab (oder der „Flotten Lotte" pürieren. Das Mus kann in Gläsern oder Gefriertüten eingefroren werden.

Ernestines Quetschehoink

Zubereitung: „Pflücke 4–5 kg Zwetschgen. Entkerne sie im Garten in der Septembersonne. Tu es nicht alleine. Lade einen Freund oder deine liebe Frau, deinen Sohn nebst seinen Freunden dazu ein. Schütte das Obst in einen 5-Liter-Topf, welcher bereits auf der ausgewählten Herdplatte steht. Der Topf ist jetzt randvoll und wird von nun an nicht mehr bewegt. Streue obendrauf 800 Gramm Zucker (nur streuen, nicht rühren, er rieselt selbst nach unten). Gieße jetzt eine Tasse Essig auf den Zucker. Über Nacht stehen lassen und an etwas anderes denken. Am nächsten Morgen die Herdplatte anstellen auf 1. Ohne Deckel 4–8 Stunden köcheln lassen. Niemals umrühren, rumstochern, rütteln oder sonstige nervöse Reaktionen zeigen. Ruhe bewahren und den langsam aufsteigenden Duft genießen. Wenn das Mus dunkel und batzig erscheint und die 10 Marmeladengläser sauber bereitstehen, dann eine halbe Stunde lang mit einem Schneebesen kräftig rühren bis das Mus gleichmäßig sämig ist. Nun auf das erste Glas einen abgeschnittenen Trichter setzen, um den Rand vor herunterlaufendem Mus zu schützen.

Mit einer Suppenkelle das Mus einfüllen. Jedes Glas mit einem Schraubdeckel schließen und kopfüber zum Abkühlen auf die Fensterbank stellen. Jetzt eine Flasche Rotwein öffnen, sich freuen, stolz sein und die völlig verdreckte Küche wieder säubern."

Apfelringe, Hutzeln und Früchtebrot

Trockenobst, bei dem der Wassergehalt auf etwa 20% reduziert wird, ist eine hervorragende Alternative zu Zucker, zum Beispiel im Frühstücksbrei oder im Tee, und wirkt aufgrund vieler Mineralien basisch auf den Körper. Besonders empfehlenswert: Feigen, Rosinen, Aprikosen, Pflaumen, Datteln oder Hutzeln, das sind getrocknete Birnen. Ganz einfach lassen sich Apfelringe herstellen: von gewaschenen Äpfeln die Kerngehäuse ausstechen, die Äpfel in dünne Scheiben schneiden und quer durch's Zimmer auf eine Schnur auffädeln. Oder ein gesundes, leckeres Früchtebrot backen.

Früchtebrot mit Honig

Zutaten: 500 g Trockenfrüchte, Rum, Sherry oder Kirschwasser, ½ Glas Orangensaft, 3–4 Eier, 100 g Honig, 200 g Nüsse, 150 g Mehl, 1 geh. TL Backpulver, je 1–2 TL gemahlener Zimt und Vanille

Zubereitung: Den Backofen auf 170 °C vorheizen. Die Trockenfrüchte mit Rum, Sherry oder Kirschwasser beträufeln und mit Orangensaft mischen. Eier und Honig verrühren, Mehl und Backpulver mischen. Alle Zutaten vermengen und in eine gefettete Kastenform füllen. Auf der mittleren Schiene etwa 1 Stunde backen.

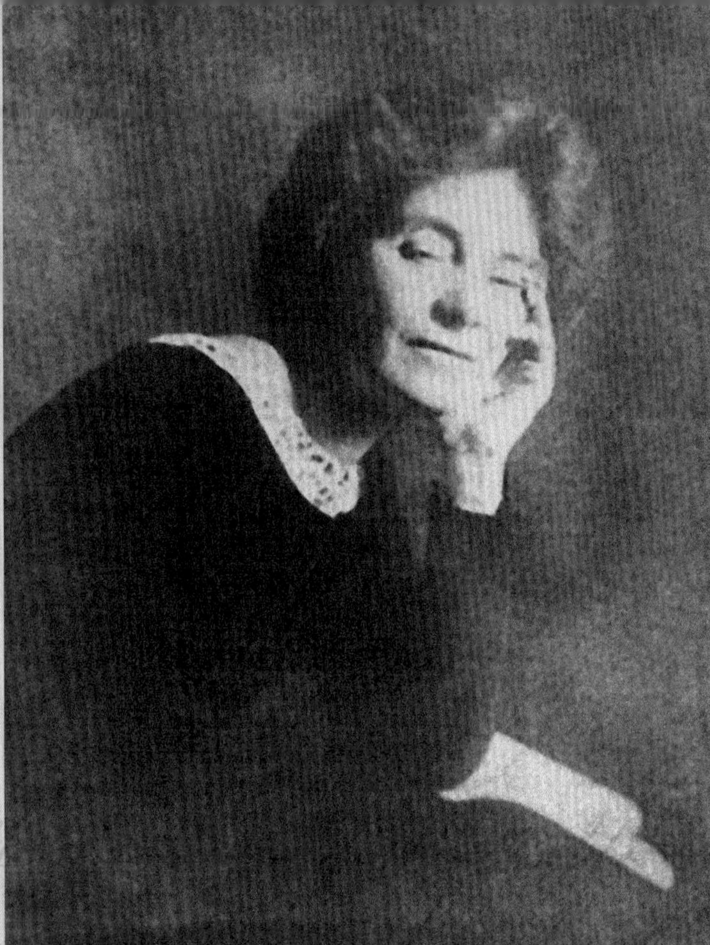

„Die an Stubenbeschäftigungen und Kinderwartung, an althergebrachte Sittsamkeitsvorschriften, sowie an Regeln zur Förderung und Erhaltung der Schönheit (durch Corset, Modefesseln) gebundene Lebensweise der Frau muss sich ändern und in demselben Maße als sie durch muskelstärkende Beschäftigungen an Kraft zunimmt, wird sie sich jene Gleichberechtigung, jene Gleichbewertung mit dem Manne erringen, für welche sie in geistiger Beziehung heute schon und nicht erfolglos kämpft." (Ida Hofmann, 1902)

IDA HOFMANN

Ida Hofmann (1846–1926) war Mitbegründerin der ersten vegetarischen Kolonie im Tessin – sie sprach selber von einer „vegetabilen individualistischen Kooperative" –, aus der sich später ein Naturheilsanatorium entwickelte. Der Monte Verità, auf dem mit der Zeit ein Hotel, ein Gemeinschaftshaus mit Musikzimmer und Bibliothek, ein Teehaus, Lichtlufthütten, spezielle Gebäude zum Sonnenbaden, Freilichtduschen, Lehmbäder und ein Schwimmbad entstanden, wurde zu einem Anziehungspunkt für Künstler, Anarchisten, Philosophen, Theosophen, Wissenschaftler, Künstler, Politiker, für Individualisten jeglicher Couleur. Hermann Hesse war hier zu Gast, Hans Arp, Martin Buber, Erich Mühsam, der Jugendstilmaler Fidus oder Vertreter des modernen Ausdruckstanzes wie Rudolf Laban, Mary Wigman und Isodora Duncan. 1912/1913 wurde die Einrichtung von der Dresdner Ärztin Anna Fischer-Dückelmann medizinisch geleitet.

Dem „abgehetzten Kulturmenschen" wurde in Aussicht gestellt, aus der „gemeinnützigen Anstalt für natürliche Heilung und wahres Leben" wieder „geheilt, verjüngt und von neuen Idealen durchglüht" in sein bisheriges Leben zurückzukehren. Ida Hofmann war entschiedene, engagierte und eloquente Vertreterin des Reformgedankens und große Befürworterin individueller Freiheit. Die Frauenfrage, das Verhältnis von Mann und Frau, die Kleidung der Frau und der Vegetarismus beziehungsweise die „vegetabile" Ernährung und damit der Verzicht auf jegliche tierische Produkte waren für sie von besonderer Bedeutung. Sie war Verfasserin mehrerer Schriften. Heute erinnert der Monte Verità in seinem Museum an die Lebensreform und knüpft mit Kongressen an die Tradition an.

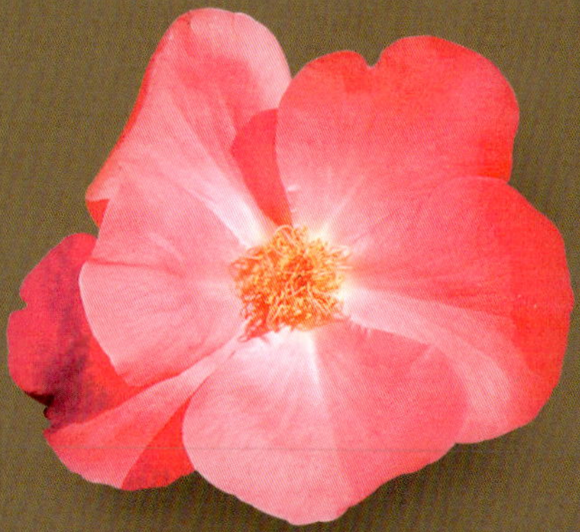

4.

ANHANG

WAS HILFT BEI WAS?

Zur Stärkung

Für die Schönheit

Bei Stress

Bei Erkältungen und Fieber

Diverse Beschwerden

Kulinarisches

Haushalt und Diverses

Freundschaft

QUELLEN UND LITERATUR

Wahre Schätze

Badinter, Elisabeth: Ich bin Du. Die neue Beziehung zwischen Mann und Frau oder die androgyne Revolution. München: Piper Verlag, 1988
Bryson, Bill: Eine kurze Geschichte der alltäglichen Dinge, 6. Auflage, 2013. München: Goldmann Verlag
Coler, Ricardo: Das Paradies ist weiblich. Köln: ATB Verlag, 2009, S. 71
Drösser, Christoph: Können Frauen schlechter einparken als Männer? Die ZEIT 9/2012
Fischer, Gabriele: Warum Frauen gesünder leben & Männer früher sterben. Weinheim: Beltz Verlag, 2005, S. 24
Kristof, Nicholas/Wu Dunn, Sheryl: Die Hälfte des Himmels. Wie Frauen weltweit für eine bessere Zukunft kämpfen. München: C.H. Beck Verlag, 2010
Morris, Desmond: Der nackte Affe. München: Knaur Verlag, 1967
Morris, Desmond: Die nackte Eva. München: Heyne Verlag, 2004
Pease, Barbara/ Pease, Allan: Warum Männer nicht zuhören und Frauen schlecht einparken. Berlin: Ullstein Verlag, 2000
Rieder, Anita/Lohff, Brigitte: Gender Medizin, 2. Auflage, 2008. Wien, New York: Springer Verlag
Soffer, Olga zitiert in: Der verzichtbare Mann, Der Spiegel, 15/1998
Tannen, Deborah: Du kannst mich einfach nicht verstehen. München: Goldmann Verlag, 1990
Tannen, Deborah: Sex, Lies and Conversation, The Washington Post, June 24, 1990
Typisch Frau, typisch Mann? Kommunikationsstile zwischen Klischee und Wirklichkeit. Studie des Instituts für Demoskopie Allensbach, 2011: 3. Teil, Gesprächskultur in Deutschland

Was wir weitergeben – Was wir teilen

ADAC (Hrsg.): Gewußt wie. 10.000 praktische Tipps für alle Tage. München: ADAC Verlag GmbH,1993
Amsterdam, J.D. et al: Chamomile may provide antidepressant

activity in anxious, depressed humans, in: Alt Ther Sept/Oct 2012:18:5
Bühring, Ursel: Praxis-Lehrbuch der modernen Heilpflanzenkunde, 2. überarb. Auflage. Stuttgart, 2009
Drewermann, Eugen: Die Botschaft der Frauen. Das Wissen der Liebe. München: dtv, 1997
Esch, Tobias/Esch, Maren: Stressbewältigung mithilfe der Mind-Body-Medizin, Berlin: Medizinisch Wissenschaftliche Verlagsgesellschaft, 2013
Esch, Tobias: Die Neurobiologie des Glücks. Stuttgart: Thieme Verlag, 2011
Guthjahr, Markusine: Aromaschätze. Hannover: Landbuch Verlag, 2004, S. 99
Informationen zu Natron: Beiheft Kaiser-Natron®
Mundle, Götz: Geschlechtsunterschiede bei Burnout?, Zeitschrift XX – Die Zeitschrift für Frauen in der Medizin, 04/2013: 2016f.
Paul, A.: Vortrag über Emotionen Herbstwanderung Natur und Medizin, 2011
Schaefer, Carol: Die Botschaft der weisen Alten. Der spirituelle Rat der Großmütter. Berlin: Ullstein Verlag, 2007
Schüre, Frank: Die Kunst, eine Möhre zu schälen. Gütersloh: Gütersloher Verlagshaus, 2007, S. 19f.
Spitzer, Beatrix: Der zweite Rosengarten. Eine Geschichte der Geburt. Hannover: Elwin Staude Verlag, 1999, S. 272
Stang, Andreas et al: Daily siesta, cardiovascular risk factors and measures of subclinical atherosclerosis. Sleep journal 2007, Sep 30(9): 1111-9

Für Andere da sein – Frauen unter sich

Hopkins, Alan: Chicken Soup Cure may not be a Myth. Nurse Practitioner, Juni 2003, S. 16
Keller, Rita: Aufrecht, heiter und gelassen mit Yoga. Essen: Natur und Medizin Verlag, 2014
Muschelknaus, Katja: Kaffeeklatsch. Die Stunde der Frauen. München: Elisabeth Sandmann Verlag, 2014, S.11f.
Pruthi, Sandhya et al: Pilot evaluation of flaxseed for the management of hot flashes. J Soc Integr Oncol. 2007 Summer 5(3): 106-12
Sonn, Annegret: Wickel und Auflagen, 4. Auflage 2010. Stuttgart: Thieme Verlag, S. 76

Sonn, Annegret/Bühring, Ursel: Heilpflanzen in der Pflege. Bern: Hans Huber Verlag, 2004
Werner, Monika/von Braunschweig, Ruth: Praxis Aromatherapie, 4. überarbeitete Auflage 2014. Stuttgart: Haug Verlag

Porträts

Franken, Irene: Frauen in Köln. Der historische Stadtführer. Köln: J.P. Bachem Verlag, 2008
Garlet, Günter: Die Klosterfrau und ihre Zeit. Köln: Klosterfrau Verlag, 1989
Krauss, Marita: Hope. Die Biografie. München: Volk Verlag, 2009
Lienert, Marina: Naturheilkundiges Dresden. Dresden: Elbhang-Kurier-Verlag, 2002
Schwab, Andreas: Monte Verità – Sanatorium der Sehnsucht. Zürich: Orell Füssli Verlag, 2003

Original-Gesundheitsquellen weiblicher Autorinnen

Adams Lehmann, Hope Bridges: Die Gesundheit im Haus. Stuttgart: Süddeutsches Verlags-Institut, 1898
Backhaus, Anita: Heilen ohne Pillen und Spritzen, Freiburg im Breisgau: Hermann Bauer Verlag, 1965
Budwig, Johanna: Öl-Eiweiß-Kost. 7. Auflage 2006. Kernen: Sensei Verlag
Ebert, Clara: Die Küche der Zukunft auf fleischloser Grundlage. Dresden: Verlag Emil Pahl, 1927
Fischer-Dückelmann, Anna: Die Frau als Hausärztin. Ein ärztliches Nachschlagebuch. München, 1922
Flach, Grete: Aus meinem Rezeptschatzkästlein. Freiburg im Breisgau: Hermann Bauer Verlag, 1966
Hofmann-Oedenkoven, Ida: Wie gelangen wir Frauen zu harmonischen und gesunden Daseinsbedingungen? Offener Brief an die Verfasserin von „Eine Mutter für Viele“. Ascona: Selbstverlag, 1902
Hofmann-Oedenkoven, Ida: Vegetarismus! Vegetabilismus!. Blätter zur Verbreitung. Monte Verità: Selbstverlag, 1905
Hahn, Mary: Illustriertes Kochbuch. Leipzig 1912

Muche, Klara: Über das Unwohlsein bei Frauen. Berlin, 1889
Muche, Klara: Was ist die Frau ihrer Gesundheit schuldig und wem ist sie sie schuldig? Oranienburg: Verlag von Wilhelm Möller, 1907
Muche, Klara: Unsere Nahrung als Heilmittel. Oranienburg: Verlag von Wilhelm Möller, o. J.
Kochbuch des Bayerischen Vereins für wirtschaftliche Frauenschulen auf dem Lande. München, 1927
Schlenz, Maria: So heilt man „unheilbare" Krankheiten. 2. Auflage. Innsbruck: Selbstverlag, 1935
Treben, Maria: Gesundheit aus der Apotheke Gottes. Steyr: Ennsthaler Verlag, 1980
Wiesner, Lilly in: Künzle, Johann: Das große Kräuterheilbuch. Olten: Verlag Otto Walter AG, 1945

Weitere Quellen bei der Verfasserin Annette Kerckhoff.

Danksagung

Viele der Autorinnen, die hier genannt sind, sind meine Lehrerinnen oder großen Vorbildern! Ihnen gilt mein besonderer Dank.

Der Gesundheitsberaterin Edit Nevermann verdanke ich nicht nur das Rezept für den Kohleintopf, sondern auch viele andere Rezepte. Markusine Guthjahr, Landfrauenberaterin, hat wunderbare Rezepte entwickelt. Uschi Knihs hat für dieses Buch das köstliche Pflaumenmusrezept ihrer Schwiegermutter aufgeschrieben. Bei Christel Bruncks für das Apfelmus-Rezept und Franziska Törring für das Nusskuchen-Rezept. Meinen Freundinnen danke ich für ihr Dasein, vor allem Sabine, Silke, Mabel, Katrin, Mechthild, Nicola und Dagmar.

Bildnachweis

Umschlag:
Verwendete Bilder vorne: Getty Images
Verwendete Bilder hinten: Archiv Elisabeth Sandmann, Getty Images
Archiv Elisabeth Sandmann/Annette Kerckhoff:
14, 24, 32, 35, 39, 40, 42, 48, 49, 52, 60, 61, 64, 66, 67, 68, 69, 80, 81, 82, 83, 84, 90, 94, 96, 98, 101, 102, 106, 109, 110, 112, 113, 115, 117, 119, 120, 121, 122, 127, 128, 130, 134, 136, 137; 140; Blume Aufmacherseiten
Bridgeman Berlin: 123
Edition Raetia: 34
Gert Backhaus: 106
Getty Images: 8, 18, 21, 22, 31, 33, 41, 47, 51, 53, 59, 62, 66, 89, 95
Illustration von Hermann Abeking: 86
Interfoto: 14, 74, 101, 104
Mit freundlicher Genehmigung von Klosterfrau Melissengeist: 70
The Trustees oft the Wedgwood Museum: 37
Ullstein Bild: 17, 25, 124
V&A Picture Library: 133
Aufgrund der schlechten Quellenlage war es dem Verlag nur möglich, die hier ausgewählten Bilder zu verwenden. Sollten Sie über andere Quellen verfügen, die dem Verlag nicht bekannt waren, freuen wir uns über einen Hinweis.

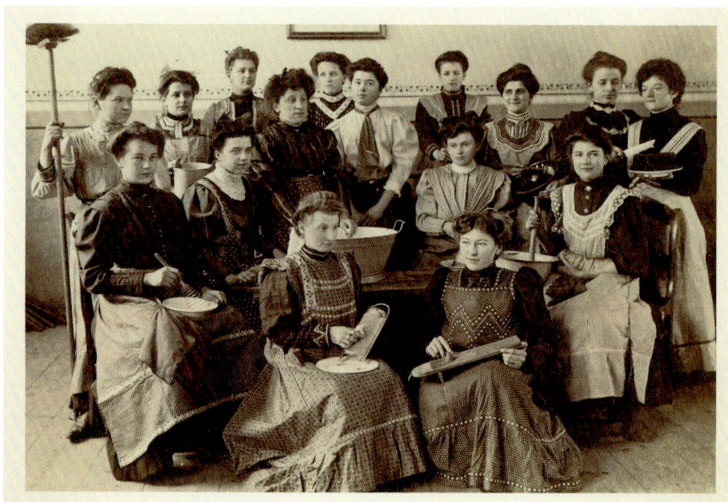